문답으로 이해하는 이명

이명완치

희망을 쏘는 이비인후과 의사들

대한이과학회 이명연구회
Korean Otological Society Tinnitus Study Group

머리말

전 세계적으로 매우 높은 발생률을 지닌 이명, 귀울음에 대해 올바른 지식을 전달하고자 국내 최고 이명 전문가들로 구성된 대한이과학회 이명연구회 회원들이 모여 이 책을 집필하게 되었습니다. 더 나아가 이명으로 고통받는 많은 환자분들에게 이명의 발생 원인과 함께 가장 과학적이고 전문적인 진단 · 치료 방법을 소개해 드림으로써, 잘못된 정보만 듣고 이명에 대한 부정적인 생각을 품거나 잘못된 치료를 받는 일, 혹은 치료시기를 놓치는 등의 안타까운 일들이 더 이상 발생하지 않길 바라는 간절한 마음을 여기에 담았습니다.

대한이과학회 이명연구회는 이명 연구 및 치료의 전문가인 대학 병원 이비인후과 교수진과 전문의들이 다양한 정보를 교환하며 함께 이명 연구를 진행하는 모임입니다. 귀 전문가이자 이명 치료 전문가인 우리 연구회 회원들은 지난 수십 년간 많은 이명 관련 논문들을 작성하였고 이를 세계 학술지와 국제 학회에서 발표하여 이제는 우리나라를 넘어 세계 최고의 이명 전문가들로 인정받고 있습니다. 또한, 이명의 기전을 밝히고 진단과 치료 방법을 찾아 과학적으로 연구하는 과정을 통해 이명으로 고통받는 환자분들에게 적절한 도움을 드릴 수 있도록 늘 노력하고 있습니다.

앞으로도 대한이과학회 이명연구회는 이명 환자분들에게 가장 과학적인 이명의 진단과 치료법을 알려드릴 것이며 한 발 더 나아가 '이명 완치 방법'을 찾아서 희망을 드리는 일을 지속할 것을 약속드립니다.

먼저 이명연구회 회원들과 안용휘 홍보 위원장을 포함한 임원진이 심혈을 기울여 만든 '이명 완치, 희망을 쏘는 이비인후과 의사들 - 문답으로 이해하는 이명' 책자의 발간을 통해 이명 환자분들에게 가장 과학적인 지식과 정보를 제공하고, 이명 완치 사례를 소개해 드림으로써 진정한 이명 완치에 대한 희망을 나눠드리고 싶습니다. 총 30개의 장으로 구성된 이 책에는 이명의 원인, 기전, 진단, 다양한 치료, 완치 사례 등을 모았으며, 환자분들이 더욱 쉽게 이명을 이해할 수 있도록 풍부한 그림과 과학적인 근거가 제시된 표도 다수 포함하였습니다. 이명이 평생 고치지 못할 질병이 아니라, 적절한 치료를 받으면 완전히 사라지는 완치 가능한 증상임을 널리 알리고자 발간하게 된 이 책을 통해 '이명 완치를 향한 긍정적이고 밝은 희망의 여정'을 이명 전문가들과 함께 떠나보시는 것은 어떨까요?

2020년 10월

대한이과학회 이명연구회 회장 박시내

추천사

이명은 아마도 사람이 소리를 듣게 될 때부터 있었던 질환이며, 이에 대한 이해를 바탕으로 여러 치료법이 만들어지고 발전되어 왔습니다. 우리 대한이과학회는 1999년 대한이과연구회 이름으로 '이명의 최신 지견'에 대한 소책자를 발간하였고, 2011년 '이명, Current Opinion on Tinnitus'를 발간하여 많은 이비인후과 의사들 대상으로 이명에 대한 이해의 폭을 넓혀왔습니다. 이명에 대한 기초 연구와 임상 공유를 위해 이명연구회가 2012년 발족된 이후 이를 중심으로 개정 증보판인 2018년 '이명, Current Opinion on Tinnitus'가 발간되었습니다.

일반인을 대상으로 하는 이명 관련 안내서로는 2016년 중이염, 난청, 어지럼증과 더불어 이명을 설명하는 소책자가 각각 있었으나, 이명에 대한 분량이 적고 내용이 간략하여 이명에 대한 많은 궁금증을 모두 해결하기에 부족한 점이 있었습니다.

이에 이명연구회 소속의 이비인후과 전문의 29명이 이명 환자들의 증례를 정리하고 문답 형식으로 만들어 이명에 대한 충분한 이해를 얻고 완치에 대한 희망을 품을 수 있는 "이명 완치, 희망을 쏘는 이비인후과 의사들 - 문답으로 이해하는 이명"이라는 한 권의 책을 완성하였습니다. 진료 현장의 풍부한 경험과 학문적으로 우수한 집필진으로 구성되었으며, 이비인후과를 전공하지 않은 일반인들도 이명을 쉽게 이해할 수 있도록 만들어져 이명에 대한 좋은 안내서가 될 것으로 생각합니다.

이명에 대한 전문 의학 지식은 오랫동안 기억되기 어렵지만, 실제 현장에서 이명 치료를 하며 부딪히며 깨닫게 되는 시식은 쉽게 잊혀지지 않을 것입니다. 이명 치료 과정에서 흔히 접하는 중요 질문들을 알기 쉽게 설명하여 일반인뿐만 아니라 이비인후과를 전공하는 분들에게도 좋은 훌륭한 참고자료가 될 것입니다. 더불어 책자 발간을 위해 노력한 이명연구회 박시내 회장님을 비롯한 회원, 저자, 편찬위원들께 깊은 감사를 드립니다.

2020년 10월

대한이과학회 회장 채성원

축사

대한이과학회의 이명연구회에서 심혈을 기울여 만드신 "이명 완치, 희망을 쏘는 이비인후과 의사들 - 문답으로 이해하는 이명"의 출간을 축하합니다. 대한이과학회는 1990년 42명의 회원, 대한이과연구회로 시작하여 올해로 창립 30주년을 맞으면서 550여 명의 회원을 가진 "국민의 귀 건강을 책임지는" 자랑스러운 학회입니다. 대한이과학회의 임상연구회 중 가장 역사가 깊은 이명연구회는 국내 및 국제적 학술교류를 통해 이명 분야의 가장 전문적인 지식과 학문적 최신 지견을 공유하는 것을 목표로 하는 학술 모임입니다. 이번에 그 취지에 맞게 환자들과 보호자뿐만 아니라 이명에 관심이 있는 모든 분들을 대상으로 홍보 책자를 발간하게 된 것을 매우 반갑고 기쁘게 생각합니다.

최근 이과 분야의 학문적 발전에 따라 난청, 보청기, 어지럼증 등에 대한 관심과 이해도는 높아지고 치료 성과는 급속히 향상되어 왔으나, 이명에 대해서는 이러한 발전이 상대적으로 충분하지 않았다고 생각됩니다. 따라서 환자들의 고통과 불편함에 대해 상대적으로 경시되거나 외면받아온 면이 있으며, 이는 이명에 대한 올바른 이해를 막고 부정적인 인식을 심어주게 되어 조기에 적절한 치료를 받으면 완치될 수 있는 이명 환자들에게도 제대로 된 진료를 제공하지 못하게 될 수도 있습니다.

본 책자가 이명연구회 회원들의 실제 증례를 바탕으로 한 임상 경험을 집대성하여 문답 형식으로 기술함으로써 독자들이 쉽게 이해하고 정확하게 정보를 얻을 수 있을 것으로 기대합니다. 의사의 설명보다는 TV, 신문, 인터넷 등의 매체, 지인들의 입소문에 더 귀를 기울이는 분들에게도 이 책이 올바른 방향을 제시하는 지침이 될 수 있기를 바랍니다. 이 시대에 꼭 필요한 정보가 담긴 책을 출간해 주신 대한이과학회 채성원 회장님, 이명연구회의 박시내 회장님 및 회원님들에게 축하와 감사의 말씀을 전합니다.

2020년 10월

대한이비인후과학회 이사장 조양선

편집위원회

편집위원장

안용휘 (을지대)

편집위원

나윤찬 (고려대)

문인석 (연세대)

박주현 (동국대)

박홍주 (울산대)

서재현 (가톨릭대)

송재진 (서울대)

이동희 (가톨릭대)

유신영 (명동연세 이비인후과의원)

감수위원

박시내 (가톨릭대)

남의철 (강원대)

집필진

공수근 (부산대)
김동기 (가톨릭대)
김민범 (성균관대)
김우진 (인제대)
김한태 (아주대)
나윤찬 (고려대)
남의철 (강원대)
문인석 (연세대)
문일준 (성균관대)
박시내 (가톨릭대)
박정미 (울산대)
박주현 (동국대)
박홍주 (울산대)
변재용 (경희대)
서명환 (서울대)
서재현 (가톨릭대)
송재진 (서울대)
심현준 (을지대)
안용휘 (을지대)
여승근 (경희대)
유신영 (명동연세이비인후과)
이규엽 (경북대)
이동희 (가톨릭대)
이현민 (부산대)
이호기 (소리이비인후과)
이호윤 (이화여대)
이효정 (한림대)
장문영 (중앙대)
장정훈 (아주대)
정연훈 (아주대)
정재호 (한양대)
추옥성 (서울대)
한재상 (가톨릭대)
한재준 (순천향대)

(가나다순)

차례

TINNITUS

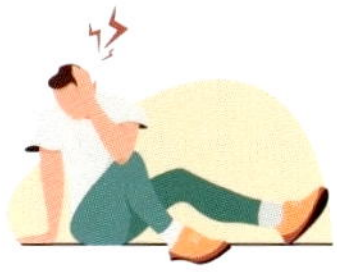

01

이명이란 무엇이고 어떤 소리가 들리나요?

강원대 남의철

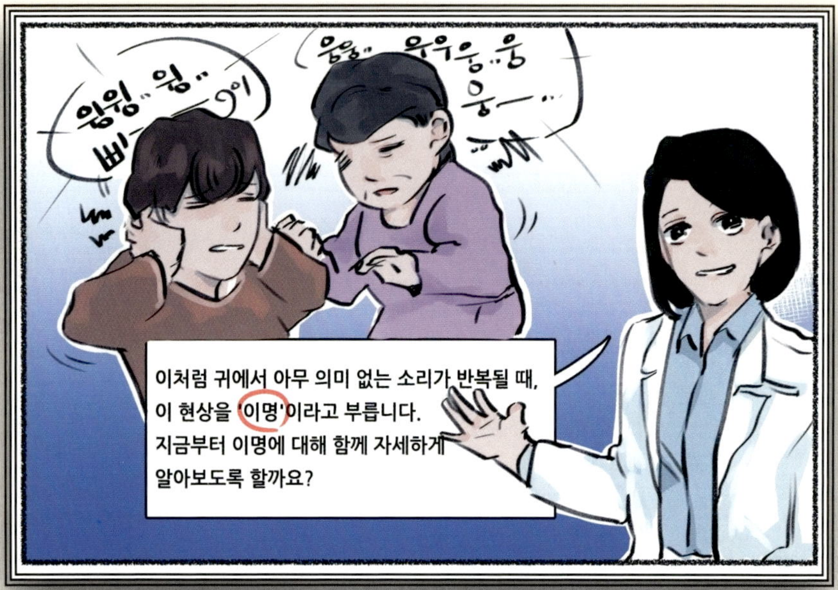
앙잉.. 잉.. 삐——이
웅웅.. 우우웅..웅 웅—..
이처럼 귀에서 아무 의미 없는 소리가 반복될 때,
이 현상을 '이명'이라고 부릅니다.
지금부터 이명에 대해 함께 자세하게
알아보도록 할까요?

1953년에 '버그만(Bergman)'이라는 의사가 이명을 들어본 적 없는 일반인들을 아주 조용한 방음실에 10분가량 앉아있게 했더니 그중 94%가 이명을 듣게 되었다는 '방음실 효과'를 보고한 적이 있습니다. 우리들도 한밤중에 빈 교실이나 고요한 숲속에 가면 이상한 소리가 들리는 것만 같죠? 그렇다면 외부 음이 차단되면서 내부의 소리가 비로소 들리게 되는 현상, 즉 이명은 태어날 때부터 원래 있던 것을 외부 소리를 듣느라 모르고 살다가 어느 순간 무엇인가를 계기로 지각하게 된 소리일까요?

이명이 무엇인가요?

실제로 외부에서 나는 소리가 아무 것도 없는데 머리나 귀에서 소리가 들리는 현상을 이명(耳鳴, tinnitus) 혹은 귀울림(ear-ringing)이라고 합니다.

이명은 아무 의미가 없는 소음이 들리므로 말소리나 노랫소리가 들리는 환청과는 구별이 됩니다. 환청은 대개 조현병과 같은 정신질환이 있거나 심각한 심리적 충격을 겪었을 때 들릴 수 있고, 이에 비해 이명은 청각이나 근육과 뼈, 심장 및 혈관계 등 신체적 원인이 더 흔합니다.

아주 가끔 한쪽 귀에서 10~20초 정도 '삐이--' 혹은 '쏴아--' 하는 이명이 들리다가 금방 사라지는 경우가 있는데 이것은 일반인의 약 75%가 경험하고 있는 생리적인 이명이므로 크게 염려할 필요가 없습니다. 다만 이런 짧은 이명이라도 거의 매일 자주 발생하게 되면 병적인 이명으로 진행할 수 있으므로 전문 병원을 찾아서 청각 검사를 포함한 진료를 받을 필요가 있습니다.

몇 시간 동안 음악을 크게 들은 후나 시끄러운 소리가 들리는 환경에 있다가 나오게 되면 귀가 멍해지면서 이명이 지속해서 들릴 수 있습니다. 이것은 소음 노출 후에 일시적으로 발생한 청각장애 때문에 생긴 이명으로 청각장애가 회복되면 이명도 저절로 사라집니다. 그러나 이명이 하루 이상 지속된다면 반드시 신속하게 검사와 진료를 받는 것이 좋습니다.

이명은 어떤 소리가 들리나요?

이명이 들리는 사람들은 이명의 소리를 아주 다양하게 표현하고 있습니다. 가장 흔한 이명 소리는 '위잉---', '찌잉--' '삐이---' '쉬익--' 하는 고음의 소리로 '매미 소리, 풀벌레 소리, 바람 소리, 개울물 소리, 비 오는 소리, 쇠를 가는 소리나 전자기구의 전파음' 등으로 표현합니다. 이런 고음과 달리 저음의 이명을 호소하는 경우는 '냉장고 돌아가는 소리, 웅웅거리는 엔진 소리, 부르릉대는 기계 진동음' 등이 흔합니다. 한 가지 소리가 아니라 여러 종류의 소리가 섞여서 들리는 경우도 자주 있습니다.

이명 소리의 높낮이는 대개 청력 장애가 심한 주파수를 대표한다고 볼 수 있습니다. 고음의 이명은 고음 청력장애가 있는 소음성 혹은 노인성 난청 등에서, 저음의 이명은 메니에르병과 같은 저음 청력 손상이 있을 때 자주 나타나지만, 항상 그런 것은 아니므로 이명의 높낮이만으로 청각 질환을 추측해내기는 어렵습니다.

이 밖에도 머리나 목의 혈관에서 비롯된 박동성 이명은 '웅-웅-웅-웅' 혹은 '쌕-쌕-쌕-쌕' 하는 소리가 심장이 뛰는 리듬과 같은 박자로 들립니다. 손목이나 목에 손가락을 대어 맥박을 느끼면서 이명과 같은

박자인지 확인해 볼 수 있습니다

또 귓속에서 '두두둑-두두둑' 혹은 '지지직-지지직' 하는 소리가 날개가 퍼덕이는 느낌처럼 들릴 때가 있는데 이것은 고막 안쪽의 조그만 근육들이 갑자기 연속으로 수축하면서 내는 소리입니다. 또 아주 드문 경우지만 한쪽 귀에서 구식 타자기나 무전기를 치는 소리 혹은 팝콘을 튀기는 듯한 소리처럼 '딱-따닥-따다닥' 하고 나거나, 기관총을 쏘는 듯 '투투-투투툭' 하는 소리가 들리기도 하는데 이는 청신경을 주변 혈관이 압박하여 이명이 발생하는 희귀한 경우입니다.

이명은 한쪽 귀에서만 들리는 경우가 양쪽 귀에서 들리는 경우보다 더 많지만 시간이 지나면서 한쪽 귀에서 들리던 소리가 반대쪽에서도 들리게 되는 경우가 있습니다. 양쪽 귀에서 들리는 경우 그 소리는 대개 비슷하지만, 양쪽 귀의 청각 차이가 큰 경우 서로 다른 소리가 들릴 수도 있습니다. 대개 양쪽 귀에서 들리는 이명이 한쪽 귀의 이명보다 더 크고 더 괴롭다고 합니다.

이명이 커지면 심각한 이상이 생긴 걸까요?

이명의 크기가 커지면 청각이나 뇌 기능에 심각한 이상이 생긴 것으로 추측하고 미리 걱정하는 경우가 아주 많습니다. 그러나 주관적으로 느끼는 이명 소리의 크기에는 아주 다양한 요소가 작용하고 있고, 이명이 정서 및 생활에 미치는 전반적인 영향이 주관적으로 호소하는 이명의 크기보다 더 중요합니다. 그러므로 이명의 크기만으로 단순히 이명의 심각성을 판단하는 것은 심리적 부담만 가중해 오히려 이명을 악화시킬 수 있습니다.

이명은 그 소리를 가려줄 만한 주변 소음이 없을수록 더 크게 들립니다. 그러므로 아주 조용한 방이나 화장실에 들어가는 순간 이명이 갑자기 들리거나 이명이 커지는 경우가 있습니다. 주위가 조용한 잠자기 전의 밤이나 잠에서 깬 새벽 혹은 아침 시간에 가장 크게 들리므로 아주 조용한 환경보다는 이명의 경쟁자가 될만한 외부의 소리가 수면 전후에 늘 조그맣게 들리도록 해 두는 것이 이명을 대처하는 데 큰 도움이 됩니다. 이와 달리 목의 근육 이상에서 발생한 체성이명의 경우에는 근육 피로도가 가장 심한 오후나 밤에 이명 소리가 오전보다 더 커질 수 있습니다.

이명이 처음 들리기 시작한 첫 1~2개월 동안의 이명이 가장 시끄럽다고 하며 시간이 지나면서 점차 적응되어 소리가 작아진다고 합니다. 고령이 되어 청력이 떨어지면서 이명이 더 커질 수도 있지만 70세 이상의 고령층에서는 대체로 이명 소리가 전보다 줄어든다는 조사 결과도 있습니다.

이명의 크기를 측정해보면 대부분 주관적으로 느끼는 크기와 상관없이 아주 작아서 속삭이는 말소리 정도의 크기이며, 들을 수 있는 최소 크기보다 10~20데시벨 큰 정도에 불과합니다. 다른 소리와 비교해서 이명의 크기를 측정한 것과 이명 환자가 주관적으로 느끼는 이명의 크기는 사뭇 다르고 이명 소리가 큰 원인도 각각 다르다고 할 수 있습니다.

청력검사실에서 다른 소리 샘플과 비교하여 측정한 이명의 크기는 대부분 청각 장애의 정도에 비례합니다, 즉 청력이 떨어질수록 이명의 크기도 커집니다. 이런 경우 보청기나 중이 임플란트, 인공와우이식 등의 청각 재활 치료가 이명의 크기를 줄이는 데 효과적입니다. 이와 반대로 환자가 주관적으로 느끼는 이명의 크기는 피로, 수면장애, 긴장, 스트레스, 공황장애와 우울증 등 청각과 무관한 요소들에 의해 더 많이 좌우됩니다. 특히 음주, 약물복용, 과로, 중병을 앓거나, 수술이나

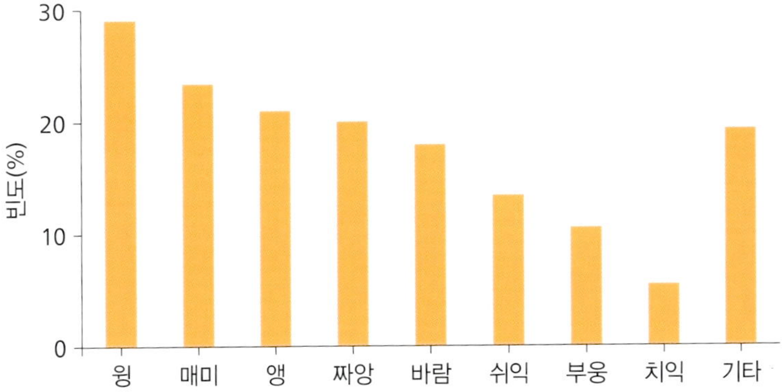

그림 1-1 이명의 다양한 소리와 빈도
(자료출처: 전병훈 외, 대한이비인후과-두경부외과 학회지 1995)

사고, 그리고 심리적 충격을 겪은 후에 이명이 커지는 것은 자주 관찰되는 현상입니다. 그러므로 주관적 이명의 크기를 조절하기 위해 청각 재활만으로는 한계가 있고 불안, 긴장 및 스트레스의 해소, 충분한 휴식과 수면, 심리적 요소에 대한 상담 치료 등이 더 효과적일 것입니다.

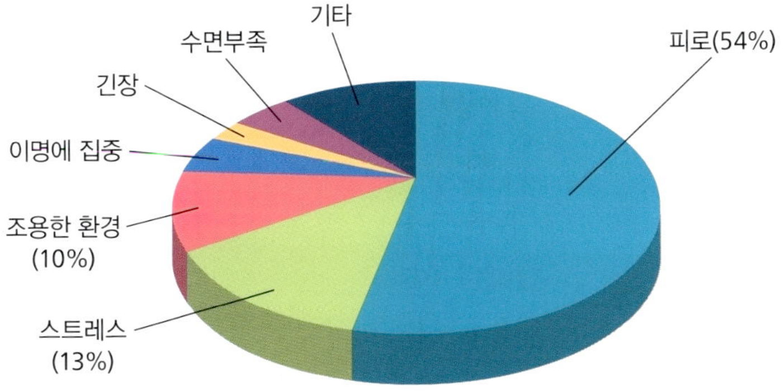

그림 1-2 이명이 커지는 원인
(자료출처: 전병훈 외, 대한이비인후과-두경부외과 학회지 1995)

TINNITUS

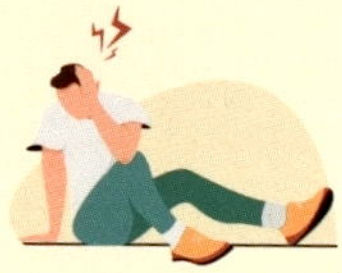

TINNITUS

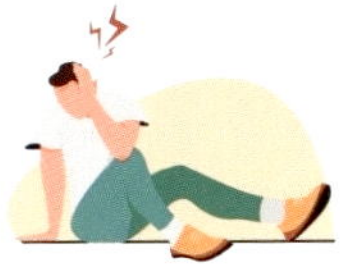

02

이명은 왜 생기는 것일까요?

명동연세이비인후과 유신영

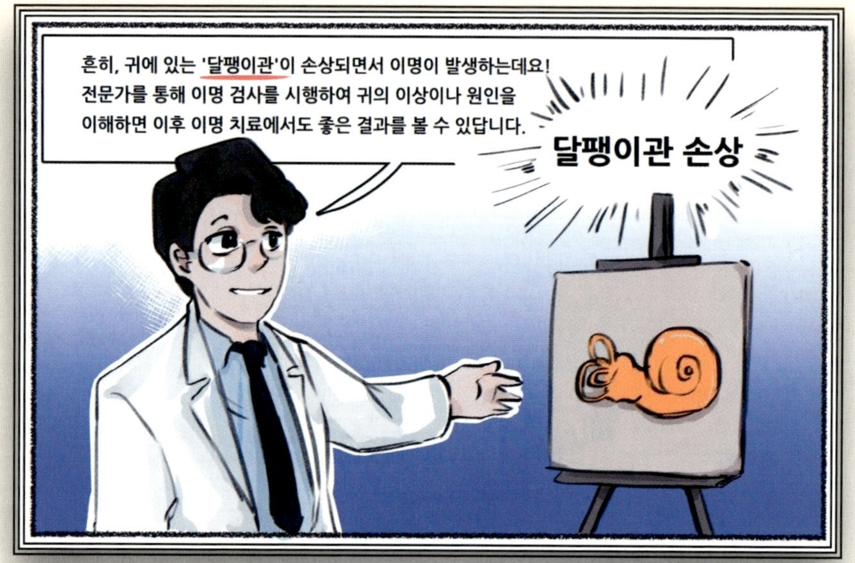
흔히, 귀에 있는 '달팽이관'이 손상되면서 이명이 발생하는데요!
전문가를 통해 이명 검사를 시행하여 귀의 이상이나 원인을
이해하면 이후 이명 치료에서도 좋은 결과를 볼 수 있답니다.
달팽이관 손상

이명은 귀에서 발생하는 많은 증상 중에 가장 흔한 증상으로 많은 사람들이 불편해하고 이명을 고치기 위해 여러 가지 방법을 시도해 봅니다. 그런데 이명은 왜 생기는 걸까요? 이명이 발생하는 원인을 알면 치료하는 데 도움이 될까요? 이 질문에 대한 답을 찾아보도록 하겠습니다.

이명이 발생하는 원인은 매우 다양합니다. 이명은 흔히 귀의 문제로 인식하고 계시지만, 실제로 이명은 귀에서부터 청각 경로를 따라 이명을 느끼는 뇌에 이르기까지 모든 경로에서 발생할 수 있습니다. 다시 말하면, 이명은 귀에서 발생할 수도 있고, 뇌에서 발생할 수도 있다는 뜻입니다. 따라서 이명이 왜 생기는 것인가에 대하여 한마디로 답을 하기에는 어려움이 있습니다. 그러나 환자분들께서 이명의 원인을 이해하는 것도 증상을 완화하는 데 있어 매우 중요한 요소이기 때문에 이명을 크게 청각학적으로 이상이 있어 발생하는 것과 청각학적 이상이 없이 발생하는 것으로 나누어 설명해 보려고 합니다.

귀에 아무런 이상이 없는데도 이명이 들릴 수 있나요?

네, 그렇습니다. 청각의 이상없이 이명이 발생하기도 합니다. 예를 들어 두통이나 가려움증같이 몸에 특별한 이상이 없어도 나타날 수 있는 증상들을 생각해 보시면 이해가 되실 것이라 생각합니다.

귀에 이상이 없는데도 이명이 들리는 기전도 여러 가지가 있지만, 이 부분은 다음 장에서 더 자세히 다룰 것입니다.

귀에 이상이 생기면 이명은 왜 발생하는 것인가요?

귀의 이상, 대표적으로 달팽이관이 손상이 되는 경우에 대부분의 환자분들은 이명을 감지합니다.

달팽이관이라는 것은 소리를 진동에서 전기신호로 변환하는 장치로 이 변환을 담당하는 주체인 청각 세포가 망가지게 되면, 크게 세 가지 변화가 일어나게 되고 그래서 환자분들은 이명을 듣게 되는 것입니다.

변화의 첫 번째는 와우 신경핵의 변화입니다.

와우 신경핵이란 청각 경로 중에서 이명을 만들어 내는 데 중요한 역할을 담당하는 곳으로 청각 기능이 정상인 상태에서는 와우 신경핵의 기능이 억제되어 있습니다. 그런데 위에서 언급한 대로 망가진 청각 세포가 전기 신호를 만들어 내지 못하게 되면, 억제 기능이 약해지게 됨으로써 와우 신경핵이 가지고 있던 본연의 이명 발생 기능이 나타나게 되어 이명이 발생하게 되는 것입니다. 저는 이런 기전으로 이명이 발생되는 환자분들에게 이런 예를 들어 설명을 하는데요, 평소에는 아주 점잖은 분이 술만 마셨다 하면, 억제가 되지 않아서 고약한 술버릇이 나오는 현상으로 설명을 드리면 이해하시는 데 도움이 되실 거라 생각합니다.

두 번째는 뇌 가소성의 변화입니다.

뇌의 가소성이라는 것은 뇌를 이루고 있는 신경섬유가 외부 변화에 따라 서로 간의 연결이 촘촘해지는 변화가 일어나는 것을 뜻합니다. 일반적으로 말초 감각기관으로부터 들어오는 자극의 변화나 질병 등으로 인해 손상된 정보 등을 보상해주는 역할을 하게 됩니다.

이러한 현상을 이명의 발생기전에 적용시켜 보겠습니다. 즉, 뇌에서도 정상적인 청각 신호가 줄어들게 되면서 변화가 일어나게 됩니다. 뇌의 입장에서 보면 귀로부터 받던 신호가 부족한 상황이 되니 이것을 보상하기 위해 여러 가지 변화가 일어나게 되고 이것이 이명을 발생시키는 데 있어 중요한 역할을 하게 되는 것입니다. 이 가소성이라는 뇌의 변화는 우리가 인간이기 전에 동물이기 때문에 생존과 관련되어 나타나는 변화로 이해하시면 될 것 같습니다. 예를 들어 아프리카 초원에 사는 초식동물이 만약 청력이 떨어졌다고 가정을 해보시죠. 그 초식동물은 외부에서 들어오는 소리 신호를 잘 듣고 대처하지 못하면 육식동물들에게 잡아먹히게 될 것입니다. 따라서 떨어진 청각 신호로도 어떻게 해서는 뇌가 이것을 이용하기 위해 뇌에서 여러 가지 방법을 사용하여 이 신호를 증폭하려고 노력할 것입니다. 이러한 뇌의 변화가 바로 뇌의 가소성입니다. 그런데 이러한 증폭된 뇌의 신호는 비정상적인 신호로 인식되어 우리는 이것을 이명으로 느낄 수가 있는 것입니다. 즉, 이런 경우는 뇌의 가소성이 긍적적인 변화로 작용하기보다는 부정적으로 작용하여 이명이 발생하게 된다는 뜻입니다.

세 번째는 청각세포의 외측 억제기능의 소실입니다.

정상적인 청각세포는 소리의 자극을 받아 흥분하여 전기 신호를 만들어 뇌로 보낼 때 보다 더 정확하고 그 소리 주파수에 맞는 날카로운 소리를 전달하기 위해, 자신의 주변에 있는 다른 청각세포로부터 나오는 자극이 없는 상태에서 항상 발생되는 활성 신호를 억제하는 일들을 하고 있는데, 이를 외측 억제라고 부릅니다.

망가진 청각세포는 이 외측 억제 기능이 소실됨으로써 인접 세포들의 자발 활성 신호가 뇌로 전달되게 되고 우리는 이를 이명으로 느끼게 되는 것입니다. 특히 이러한 현상은 정상 청력과 비정상 청력의 경계 부분에서 발생하는 특징을 가지고 있습니다.

이명이 왜 생기는지를 알면 이명 치료에 도움이 될까요?

네 그렇습니다. 환자 분들이 이명을 스스로 분석하시는 것은 치료에 도움이 되지 않습니다. 그 이유는 이명을 분석하기 위해서 자꾸 이명을 들어봐야만 하기 때문에 이명이 오히려 더 잘 들리게 되고 소리 또한 커지는 것처럼 느낄 수 있기 때문입니다.

이명이 발생하면 병원에 내원하셔서 정확하게 이명 검사를 시행받고, 환자분의 이명이 귀에서 어떠한 기전에 의해 발생한 것인지, 아니면 귀에는 이상이 없고 뇌에서 이명을 느끼는 것이 증가한 것인지 등등, 이명을 발생하게 된 기전을 이해하는 것이 중요합니다. 또한 이명에 대한 잘못된 고정 관념을 교정하고 하지 않아도 되는 걱정 등을 감소시키는 것은 물론, 이명이 발생하게 된 기전에 맞는 정확한 치료 방침을 세우게 됨으로써 그 치료 효과를 높일 수가 있습니다. 따라서 이명은 반드시 이비인후과 귀 전문의를 만나셔서 같이 해결해 나가셔야 좋은 결과를 기대할 수 있습니다.

TINNITUS

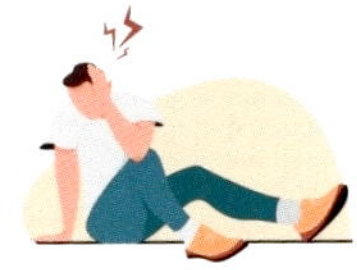

03

얼마나 많은 사람들이 이명을 앓고 있나요?

순천향대 한재준

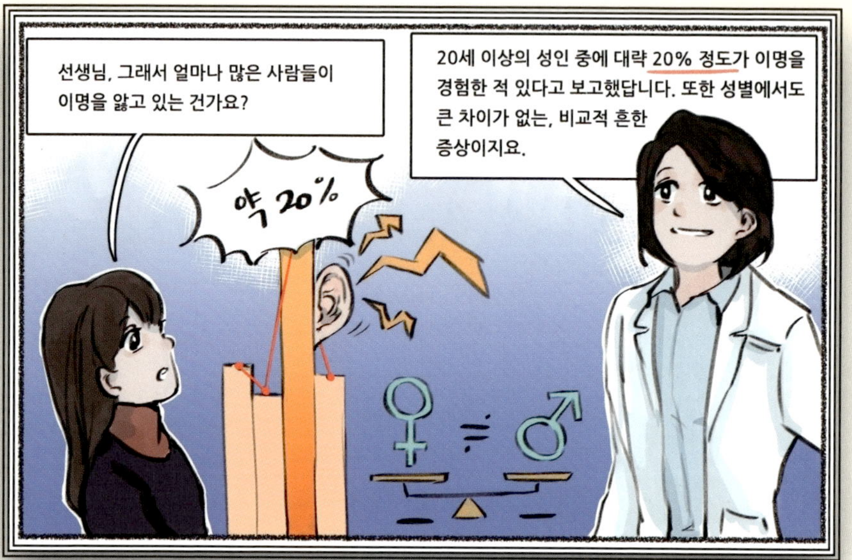
선생님, 그래서 얼마나 많은 사람들이 이명을 앓고 있는 건가요?
20세 이상의 성인 중에 대략 20% 정도가 이명을 경험한 적 있다고 보고했답니다. 또한 성별에서도 큰 차이가 없는, 비교적 흔한 증상이지요.
약 20%
≒

언젠가부터 귀 혹은 머리 속에서 '삐이~' 혹은 '윙윙'거리는 소리가 들린다면 무척이나 당황스러울 것입니다. 혹시 무슨 큰 병에 걸린 것은 아닌지 걱정되고, 이러한 증상이 지속된다면 무척 짜증스럽고 성가실 것입니다. 하지만 이러한 증상에 대해서 주변 사람들과 얘기하다 보면 생각보다 많은 사람들이 이명 증상을 경험하고 있다는 것을 알 수 있습니다. 과연 얼마나 많은 사람들이 이명 증상을 경험하고 있고, 이들이 경험하고 있는 이명 증상은 어느 정도인지 알아보겠습니다.

얼마나 많은 사람들이 이명을 가지고 있나요?

국내 이명 유병률을 알 수 있는 가장 정확한 통계는 질병관리본부가 정기적으로 시행하는 국민건강영양조사로, 설문을 통해 최근 1년 이내 귀에서 소리가 나는 증상을 경험한 적이 있는지, 그 소리로 인한 불편함은 어느 정도인지를 조사합니다. 2010~2011년 조사에서 20세 이상 총 10,061명의 대상자 중 21.4%가 이명을 경험하였다고 답하였고, 이 중 성가시고 신경이 쓰이거나 잠을 이루기 힘들 정도로 심한 이명을 경험한 환자는 전체 대상자 중 7.3%로 확인되었습니다. 동일 기간에 30세 이상의 대표적인 만성질환인 고혈압, 당뇨의 유병률이 각각 31%와 11%임을 고려하면, 이명은 굉장히 흔한 질환이며 이로 인해 불편함을 느끼는 비율도 상당히 높다는 것을 알 수 있습니다. 이후 유병률에 대한 직접적인 조사가 이루어지지 않아 최근 수치는 정확히 알 수 없으나, 과거 수년간 이명 때문에 병원에 내원하여 치료를 받은 환자 수가 지속적으로 늘고 있다는 점을 감안하면(그림 3-1), 현재 이명의 유병률은 2011년 21.4%보다 더 높을 것으로 추정됩니다.

19세 이하의 청소년에서도 이명 증상은 비교적 흔해 성인과 비슷

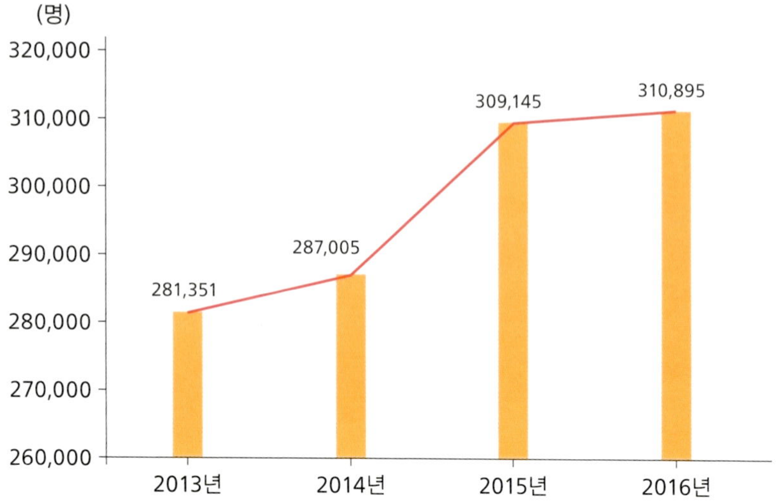

그림 3-1 이명 증상으로 진료를 본 환자 수(출처: 건강보험심사평가원)

하게 유병률인 20.3%로 확인되었습니다(국민건강영양조사, 2011~2012년). 일반적으로 이명은 난청 등의 영향으로 연령이 증가할수록 유병률이 높아진다고 알려져 있지만, 특수하게도 청소년기 이명이 20~40대의 유병률보다 높습니다(그림 3-2). 그 이유에 대해서 명확히 밝혀진 바는

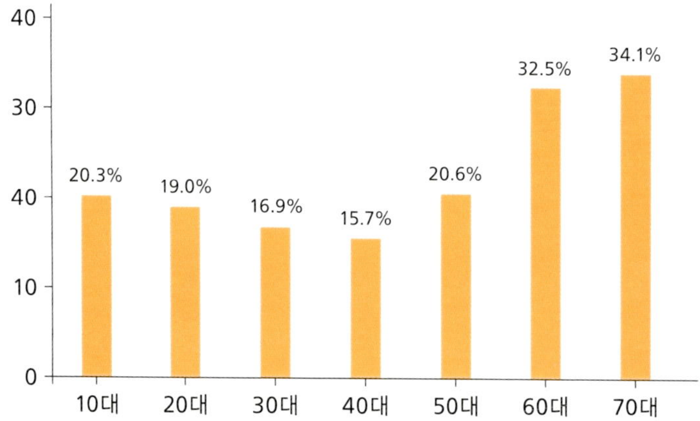

그림 3-2 연령별 이명 유병률(출처: 국민건강영양조사, 2011~2012)

없지만, 이어폰 사용 등 잦은 소음 노출이나 학업스트레스 등의 영향일 가능성이 있습니다.

해외의 경우, 이명의 유병률은 약 12~30%라고 보고되어 있습니다. 나라별로는 영국이 17만명의 대단위 조사에서 16.2%, 일본은 11.9%로 보고되었습니다. 호주와 핀란드는 30%, 미국은 25%로 유병률이 높습니다. 전 세계 평균치는 약 17%로 추정되며, 생활에 영향을 미칠 정도로 심한 이명의 비율은 3~30%로 조사되었습니다.

어떠한 질환 혹은 증상, 인자가 이명 발생과 연관이 있나요?

남녀 간 이명 유병률의 차이는 조사마다 다릅니다. 국내 국민건강영양조사에서는 여성(22.8%)이 남성(19.5%)보다 높게 보고된 반면, 전세계 다수의 이명 연구에서는 유병률이 남성에서 더 높다고 보고되었습니다. 따라서 성별의 차이는 크지 않은 것으로 보입니다.

이명 발생은 소음노출, 난청, 중이염, 만성부비동염, 턱관절이상, 우울, 스트레스 등이 연관이 있는 것으로 파악됩니다. 소음노출이나 중이염은 모두 난청의 발생과 연관이 있는 것으로 알려져 있으며, 난청으로 인해 외부 소리자극이 감소하면 이에 대한 병적인 적응기전에 의해 이명이 발생하는 것으로 알려져 있습니다. 또한 불안, 초조, 우울, 스트레스 등의 요인도 이명 발생 및 악화 요인으로 작용할 수 있습니다. 우울감이 있는 환자는 그렇지 않은 환자보다 이명을 가지고 있을 확률이 1.4배 높고, 생활에 영향을 미칠 정도로 심한 이명 발생 가능성이 1.7배 높다고 보고되었습니다. 스트레스도 마찬가지로 이명과 연관성이 있으며, 심한 이명을 초래하기도 합니다.

대표적인 환자의 예시

72세 남성 환자가 우측은 20년 전부터, 좌측은 2주 전부터 시작된 이명 증상으로 병원에 방문하였습니다. 환자는 양측 귀에서 '삐~' 소리와 귀뚜라미 우는 소리가 난다고 호소하였고, 이로 인해 잠들기 힘들고 짜증이 난다고 호소하였습니다. 기저 질환은 없었고, 진찰 상 양측 고막은 정상이었습니다. 청력검사를 시행한 결과 양측에 고주파수 영역의 감각신경성 난청이 확인되었습니다(그림 3-3). 이명이 청력 저하로 인하여 발생한 것임을 환자에게 설명하고, 이명으로 인한 수면장애와 괴로움을 조절하기 위하여 이명재훈련치료와 약물 치료를 시행하였습니다. 치료 후 환자는 이명으로 인한 괴로운 정도가 감소하고 생활에 큰 불편함이 없어져 만족하였습니다.

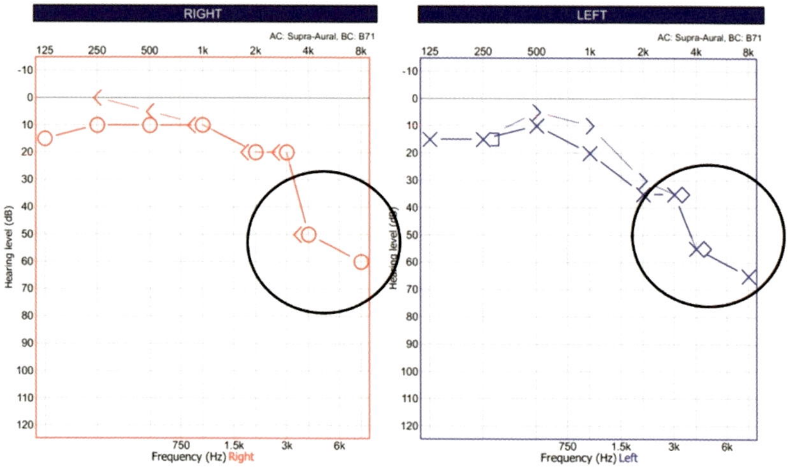

그림 3-3 이명 환자의 청력검사 결과.
양측 귀의 고주파수 영역의 청력이 감소되어 있음(검은색 동그라미).

TINNITUS

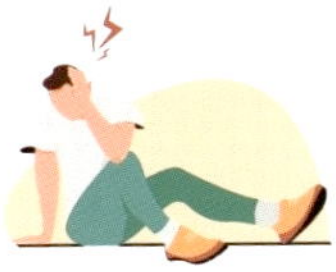

04

이명이 특정지역에서 더 많이 생기기도 하나요?

부산대 이현민

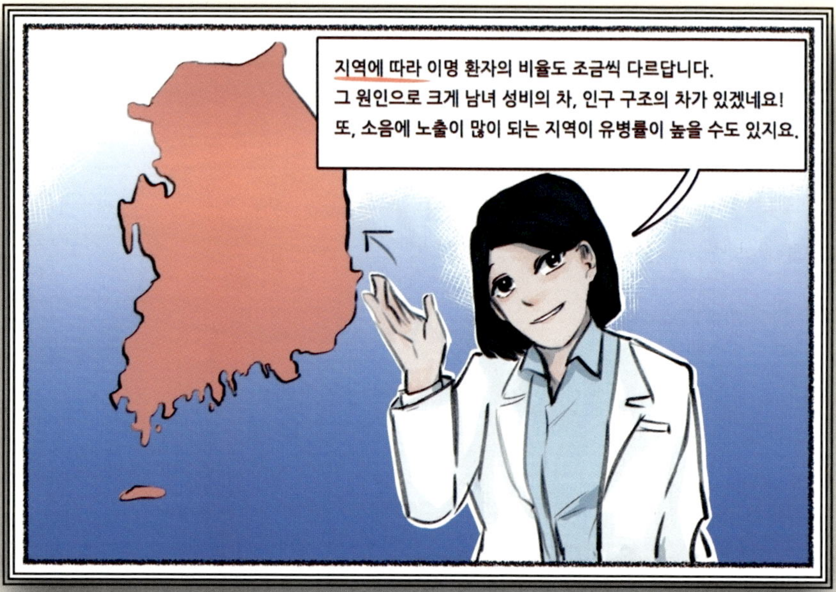
지역에 따라 이명 환자의 비율도 조금씩 다르답니다.
그 원인으로 크게 남녀 성비의 차, 인구 구조의 차가 있겠네요!
또, 소음에 노출이 많이 되는 지역이 유병률이 높을 수도 있지요.

국내에서 시행된 연구에 따르면 전체 인구의 20.7%는 이명을 경험한 적이 있다고 합니다. 그 중에서 3%는 심각한 불편을 호소한다고 하며, 1년에 전체 건강보험가입자의 1.53%는 이명으로 진료를 받은 적이 있다고 합니다. 이러한 이명의 유병률은 연구결과에 따라서 다양한 결과를 보이는데, 이명의 정의나 대상인구가 다르기 때문에 그런 것으로 알려져 있습니다. 추정을 하기에 각 지역별로 인구구성이나 성비, 의료접근성이 다르고, 산업구조가 다르며, 이명의 원인이 되는 질환의 유병률이 차이가 날 것이기 때문에 지역별로 이명의 차이가 있을 것으로 생각되고 있습니다. 이 장에서는 이명의 발생에 지역차가 있는지에 대해서 알아보도록 하겠습니다.

우리나라의 통계에서는 이명의 지역차가 있나요?

건강보험심사평가원 빅데이터 정보에 의하면 2018년을 기준으로 1년간 이명으로 진료를 받은 총 환자수는 32만 5천여명에 달한다고 하는데요, 인구 1,000명당 6.19명이 진료를 받았다고 생각하시면 될 것 같습니다. 연령이나 성별에 대한 보정 없이 1,000명 인구당 환자 수로만 따져보았을 때 2018년에는 부산 지역이 8.49명으로 가장 높았고 광주 지역이 7.87명으로 그 다음을 차지하였으며 가장 낮은 지역은 세종시로 2.30명이었습니다(그림 4-1).

2012년부터 2018년까지 7년간의 환자 수 추세를 살펴보면 초기에는 광주와 전남, 전북 등 전라 지역에서 환자수가 많았다가 최근 들어서는 부산, 광주, 서울, 대구 등 광역시 지역에서 환자가 많고, 또한 전라도 지역에서도 여전히 많은 환자가 이명으로 치료를 받는 것으로 확

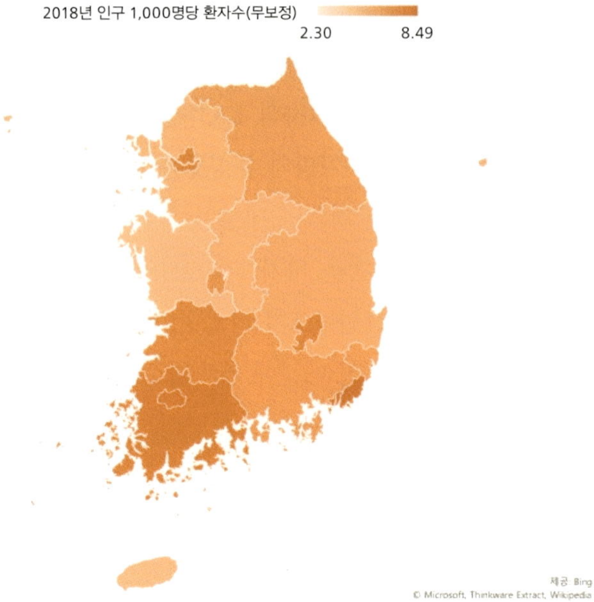

그림 4-1 2018년 기준 지역별 인구 1,000명당 이명 환자 수

인되었습니다(표 4-1). 이러한 통계는 지역별로 연령에 대한 통계적 고려가 되어 있지 않고 광역시 등 큰 도시에서 진료가 많이 이루어지는 데에서 오는 통계적 치우침이 있을 수 있지만 전체적인 지역별 경향을 파악하는 데 도움이 됩니다.

이러한 통계적 치우침을 최대한 극복하기 위하여 국내에서는 대규모의 이명에 대한 연구를 시행한 적이 있는데, 전 국민을 대상으로 하는 건강보험공단의 빅데이터를 이용하여 이명으로 진료받은 환자를 대상으로 한 연구가 그것입니다. 이 연구에서는 2015년을 기준으로 인구 1,000명당 15.25명이 이명으로 진료를 받은 것으로 확인되었는데요, 이 연구에서도 지역차가 있는 것이 확인되었습니다. 광주 지역이

표 4-1 2012년부터 2018년까지 지역별 인구 1,000명당 이명환자 추세

	2012년	2013년	2014년	2015년	2016년	2017년	2018년
서울	6.60	6.29	6.24	6.66	6.84	7.19	7.46
부산	7.08	6.96	7.05	7.72	7.98	8.33	8.49
인천	4.77	4.23	4.32	5.05	5.04	5.03	5.15
대구	7.18	6.80	7.52	7.54	7.56	7.67	7.43
광주	7.32	7.38	7.43	8.01	7.61	7.76	7.87
대전	6.55	6.19	6.33	6.36	6.76	6.84	6.61
울산	5.11	4.68	4.89	5.60	5.74	5.93	6.36
경기	4.87	4.58	4.62	5.00	5.04	5.29	5.22
강원	5.74	5.32	5.31	6.92	6.62	6.53	6.19
충북	4.98	4.62	4.75	4.94	4.88	5.22	5.13
충남	5.22	4.62	4.48	4.85	4.90	4.90	4.75
전북	7.39	6.85	6.50	6.88	6.51	6.95	7.21
전남	6.87	6.68	6.98	7.44	7.30	7.56	7.78
경북	5.45	5.20	5.19	5.47	5.36	5.74	5.55
경남	5.97	5.64	5.84	6.33	6.26	6.55	6.46
제주	6.48	5.51	5.25	5.49	4.86	5.26	4.90
세종	1.26	2.22	1.91	1.89	2.05	2.84	2.30
전국	**5.79**	**5.47**	**5.52**	**5.94**	**5.95**	**6.19**	**6.19**

붉은색 일수록 인구 1,000명당 환자수가 많은 지역, 파란색 일수록 낮은 지역을 의미합니다. 광역시 지역이 비교적 높은 수를 보이며 전라도 지역에 환자가 많은 것을 확인할 수 있습니다.

1,000명당 20.4명으로 가장 높았고 전라도 지역이 다음으로 환자가 많았습니다. 또한 제주와 울산 지역에서도 환자가 많은 것으로 확인되었습니다(그림 4-2)

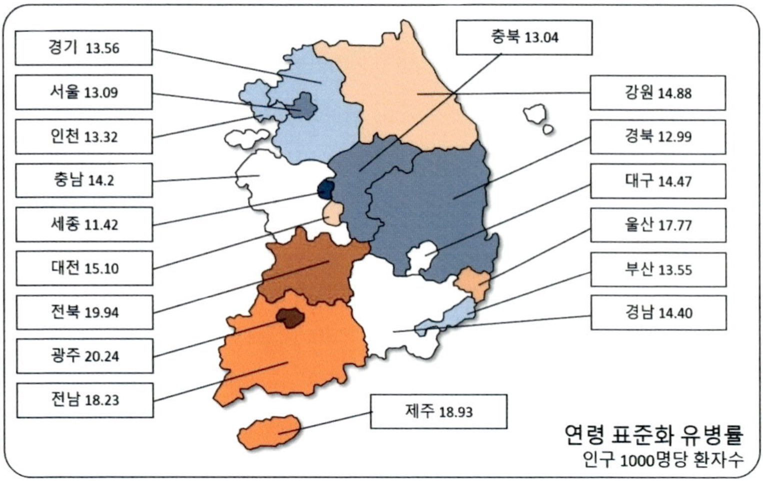

그림 4-2 2015년 기준 지역별 연령표준화 유병률

이명의 지역차에 대한 연구 결과에는 어떤 것이 있나요?

1994~1995년 미국국가건강대면조사(US National Health Interview Survey, US NHIS)에 따르면 북동부, 중서부, 남부, 서부로 나누어서 이명의 위험도를 분석한 결과 북동부에 비해서 나머지 3곳의 위험도가 높았으며 특히 서부에서는 다른 3곳에 비해 1.5배의 위험도를 가진다고 하였습니다. 해당 연구에서는 이러한 차이가 나는 정확한 이유를 알 수는 없지만 미서부지역에서 사냥이나 사격 같은 레저 활동으로 인한 소음성 난청의 기회가 더 크기 때문일 것이라고 추측하였습니다.

중국 장수성에서는 2005~2006년에 걸쳐서 8,000명 정도의 인구를 대상으로 이명에 대해서 연구가 진행되었는데, 장수성 전체의 이명 유병률은 14.5%였으며 도시지역의 유병률은 11.9%, 농촌지역의 유병률은 15.6%로 농촌지역에서 더 많은 사람이 이명을 가지고 있는 것으로 확인되었습니다. 이 연구에서는 농촌지역의 의료접근성이 떨어지며 중이염 유병률이 높아서 이러한 결과가 나온 것으로 판단하였습니다.

이명의 지역차는 왜 생길까요?

이러한 이명의 지역차는 아직까지 명확한 원인이 밝혀지지는 않았습니다. 하지만 지역별로 인구구조의 차이나 남녀 성비의 차이가 이명 환자 수 차이에 가장 큰 원인이 될 수 있습니다. 우리나라 연구에서 확인된 바로는 여성이 남성보다 이명이 많은 것으로 알려져 있고, 연령이 높아질수록 이명의 유병률이 높아지기 때문에 이러한 이유로 지역에 따른 차이가 발생할 것으로 생각이 됩니다. 또한 이명의 원인이 되는 귀 질환의 분포가 지역별로 다르다면 그것 또한 원인이 될 수 있습니다. 대표적인 원인이 소음성 난청인데, 소음에 노출이 많이 되는 산업이 발달한 지역이라면 소음성 난청에 걸릴 확률이 높아지겠고 그에 따라 이명의 유병률도 높아질 것으로 추정할 수 있습니다. 앞의 그림 4-2에서 우리나라의 대표적인 공업밀집지대인 울산의 이명 유병률이 비교적 높은 것을 보시면 그러한 추정의 증거가 될 수 있을 것 같습니다.

이렇듯 아직 이명의 지역차에 대한 확실한 결론은 나지 않았지만 현재까지 나온 연구를 바탕으로 이명의 지역차에 대한 추가적인 연구를 시행하여 그 원인을 찾아내서 이명의 유병률을 줄일 수 있다면 이명의 치료와 예방에 큰 도움이 될 것입니다.

TINNITUS

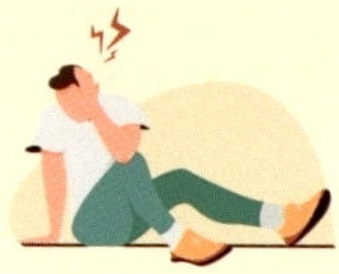

TINNITUS

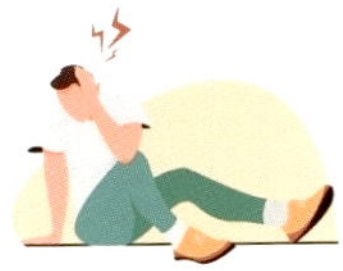

05

중이염이나 다른 귀 질환도 이명을 악화시키나요?

가톨릭대 김동기

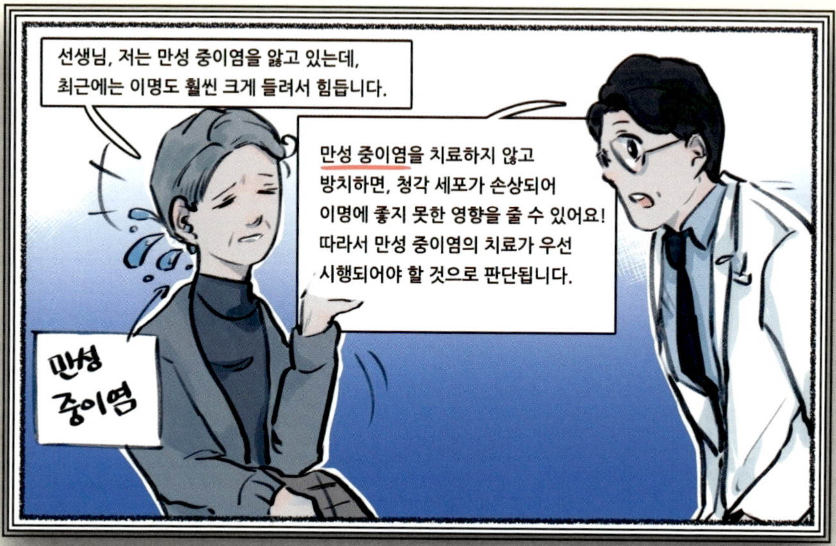
선생님, 저는 만성 중이염을 앓고 있는데,
최근에는 이명도 훨씬 크게 들려서 힘듭니다.
만성 중이염을 치료하지 않고
방치하면, 청각 세포가 손상되어
이명에 좋지 못한 영향을 줄 수 있어요!
따라서 만성 중이염의 치료가 우선
시행되어야 할 것으로 판단됩니다.
만성
중이염

소리가 우리 귀에 전달이 되면, 소리에 의한 고막의 진동이 이소골이라는 우리 몸에서 가장 작은 소리 전달 뼈를 통해 달팽이관까지 전달이 됩니다. 그 이후에 달팽이관 속의 청각 세포가 소리 진동을 전기신호로 바꾸어 청각신경으로 전달하게 되고 전기신호가 신경을 따라 뇌로 전달이 되면 우리는 소리를 듣게 됩니다(그림 5-1).

이명은 주로 속귀의 청각 세포나 청신경의 노화 등으로 인한 손상으로 발생하게 됩니다. 하지만 소리 전달 과정에 문제를 일으키는 가운데귀의 질환들, 예를 들어 중이염, 이관장애 같은 질환들이나, 속귀의 다른 어지럼 질환들이 이명에 영향을 주고 악화시킬 수 있습니다. 이러한 경우를 아래의 몇 가지 사례를 통해 조금 더 알아 보겠습니다.

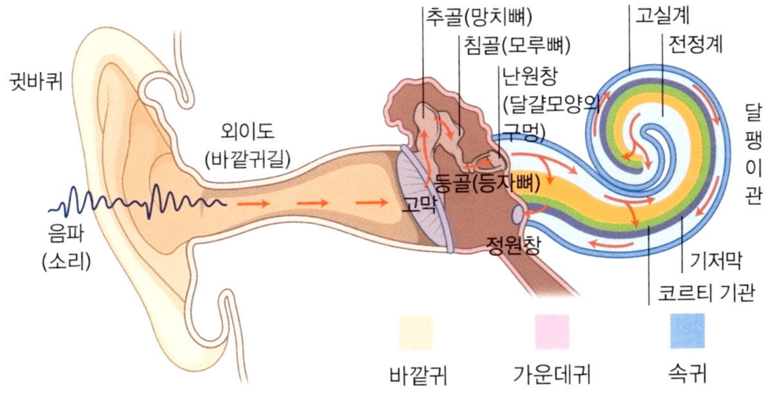

그림 5-1 소리의 전달 과정

체중이 줄었는데 귀가 먹먹하고 말소리가 울려들리는데 왜일까요?

☞ 사례 1

다이어트 하는 중인데, 운동을 심하게 하면 갑자기 귀가 먹먹하고 이명이 심하게 들립니다. 학창 시절에도 체육시간에 버핏테스트 같은 것을 하면 이런 증상이 있었는데 혹시 귀에 이상이 있는 걸까요?

코와 귀를 연결하는 이관 질환에 의해 이명이 악화되는 사례입니다. 고막과 달팽이관 사이의 가운데귀는 공기로 가득 차 있는 공간입니다. 가운데귀는 '이관'이라는 통로를 통해 코로, 정확하게는 비인강으로 연결됩니다. 이관은 평상시에는 닫혀 있고 침을 삼키거나 하품을 할 때 열리면서 고막 안의 공기를 순환시켜주는데, 평상시 닫혀 있어야 할 이관이 무리한 체중감량으로 이관 주위의 지방이나 수분이 감소하여 계속 열려 있게 되면 가운데귀의 소리 전달이 효율적으로 이뤄지지 않으면서 먹먹함, 이명을 느끼게 되는 것입니다. 더 악화되지 않도록 운동량을 줄이고 이관 질환에 대한 진료가 필요한 사례입니다.

반대로 이관이 너무 닫혀있고 열리지 않아 문제가 되는 경우도 있습니다. 감기 후에 잘 발생하는데, 공기로 가득 차 있어야 할 가운데귀가 이관 기능의 장애로 물(삼출액)이 고이는 삼출성 중이염이 발생하면 마찬가지로 이명이 악화될 수 있습니다. 이명이 원래 있던 분들도 가운데귀가 정상일 때는 외부에서 들어오는 소리로 인해 내 귀에서 들리는 이명이 가려져 있어 이명 크기가 작게 들리다가, 삼출성 중이염이 발생하게 되면 외부에서 들어오는 소리의 양이 줄어들게 되면서 상대적으로 내 귀의 이명이 크게 느껴지게 됩니다. 뿐만 아니라 가운데귀

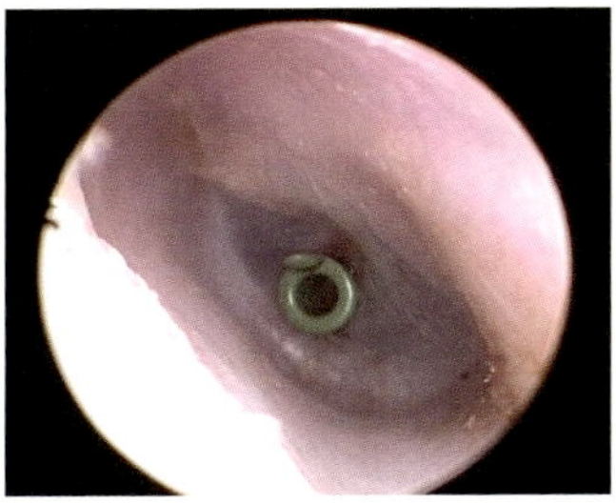

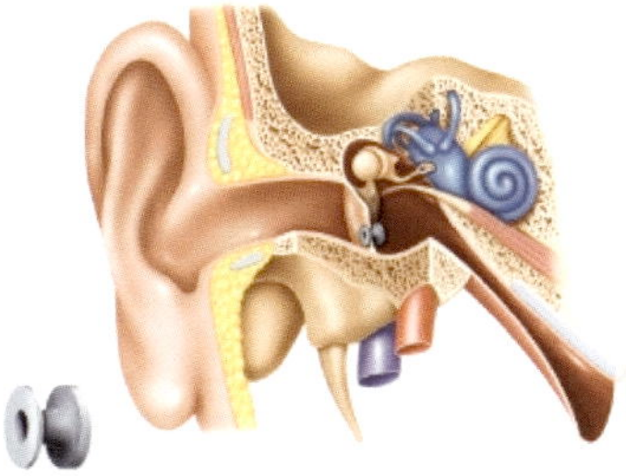

그림 5-2 환기관 삽입술을 시행한 고막사진

주위의 혈관에서 오는 박동이 삼출액을 따라 전파되어 심장 뛰는 소리가 귀에서 들린다고 호소하기도 합니다. 이런 삼출성 중이염은 약물치료나 환기관삽입술과 같은 치료로 쉽게 치료가 가능합니다(그림 5-2).

중이염으로 이명이 생기고 심해질 수 있나요?

☞ 사례 2

왼쪽 귀는 어릴 때부터 물이 자주 나오면서 잘 안 들렸어요. 최근에 감기 앓고 나서 '삐' 하는 이명이 원래도 좀 있었는데 훨씬 심해졌어요.

만성 중이염은 가운데귀의 염증이 반복되면서 고막에 천공이 생기고 고름이 흘러나오는 질환입니다. 이렇게 가운데귀에 염증이 생길 때마다 가운데귀뿐만 아니라 속귀의 청각 세포도 지속적으로 손상이 발생하면서 이명이 발생하게 됩니다. 만성 중이염을 치료하지 않고 방치하는 경우, 이러한 청각 세포의 손상이 더 많아지면서 결국 청각을 잃게 되고 이명 또한 지속적으로 고통을 주게 됩니다. 불행히도 한번 발

생한 청각 세포의 손상은 아직 재생시킬 수 없으므로 중이염 수술 후 이명이 완전히 좋아지지 않을 수 있습니다. 하지만 수술을 통해 중이염을 치료하여 더 추가적인 청각 세포의 손상을 막아야 하고, 또한 다행히 수술 후의 청각이 많이 호전되는 경우에는 수술한 귀로 들어오는 외부 소리의 양이 많아지면서 내 귀에서 들리는 이명이 가려지는 효과를 기대할 수 있습니다. 2011년 가톨릭대학교 박시내 교수 등의 보고에 따르면 만성 중이염 수술을 받는 환자 중에 43%가 이명을 호소하였는데 만성 중이염 수술 후 82%의 환자가 이명으로 인한 불편함이 줄어들었다고 하였습니다(그림 5-3).

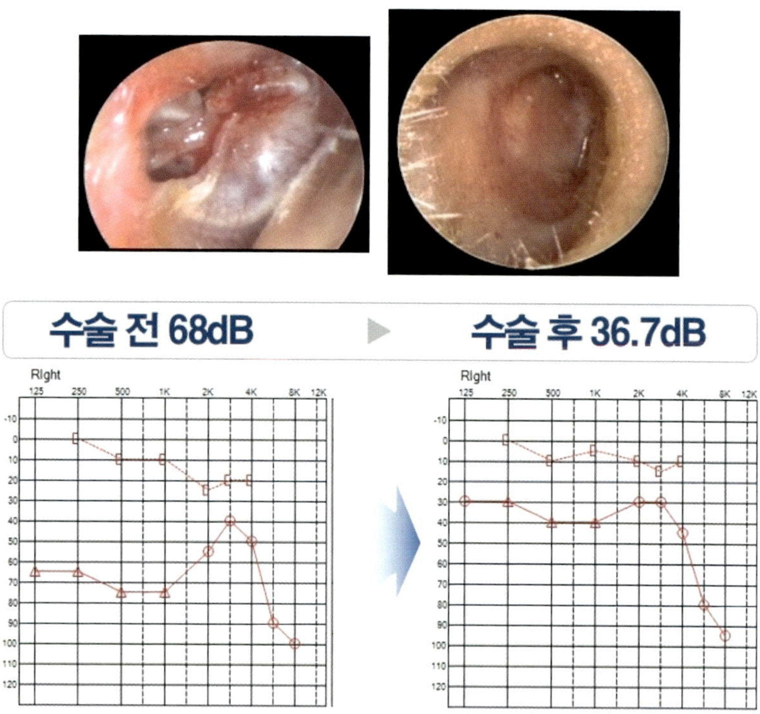

그림 5-3 우측 만성 중이염 수술 후 청력이 호전되면서 이명이 감소된 사례

이석증 발생 후 이명이 생겼어요. 관련성이 있나요?

☞ 사례 3

며칠 전 자다가 왼쪽으로 돌아눕는데, 너무 심하게 빙글빙글 도는 증상이 나타나 다음날 병원 내원 해서 이석증 진단을 받고 어지러움증은 많이 호전되었는데 왼쪽 귀의 이명은 사라지질 않네요. 정밀검사를 받아야 되는 건지 궁금합니다.

어지럼과 이명은 때로는 서로 상관없는 경우도 있고, 때로는 밀접히 연관이 되어 있는 경우도 있어 사례마다 다양하기 때문에 반드시 이비인후과 진료가 필요합니다. 이명은 우리 몸이 정상적인 상태일 때에는 청각신경계에서 여러 가지 기전을 통해 억제를 해주게 됩니다. 하지만 우리가 스트레스를 받거나 병에 걸려 컨디션이 좋지 않으면 이런 이명 억제 기능이 약해지면서 이명이 커질 수 있는데 이것은 청각세포의 손상이 발생해서 그런 것은 아니며 몸이 정상으로 돌아오면 이명도 같이 좋아질 가능성이 높은데, 가장 흔한 어지럼 질환인 이석증에 걸린 후 이명을 경험하는 환자분들의 예가 바로 이에 해당됩니다. 하지만 때로 어지럼질환에서 청각 세포나 신경의 손상이 직접 발생하는 경우도 있습니다. 대표적으로 메니에르 병, 미로염, 돌발성난청 같은 질환은 청각세포나 신경이 직접 손상받는 경우이고 치료가 늦어지면 청각을 잃고 이명도 고칠 수 없게 되는 질환입니다. 이석증의 경우도 이명 발생과 직접적인 관련이 있지는 않지만 다양한 내이 질환 이후 흔히 발생하는 증상이고 이석증 발생과 함께 이명이 생겼다면 그 원인을 살펴보기 위해 검사를 받아보시기를 권합니다.

TINNITUS

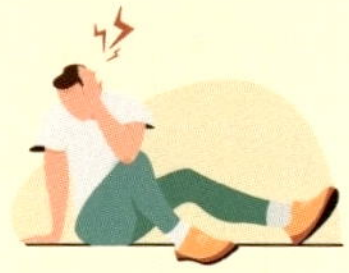

TINNITUS

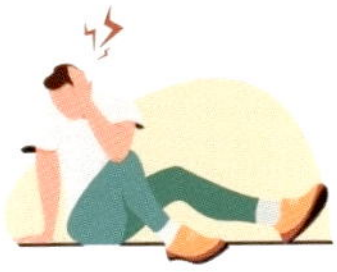

06

청력이 정상인데도 이명이 생길 수 있나요?

고려대 나윤찬

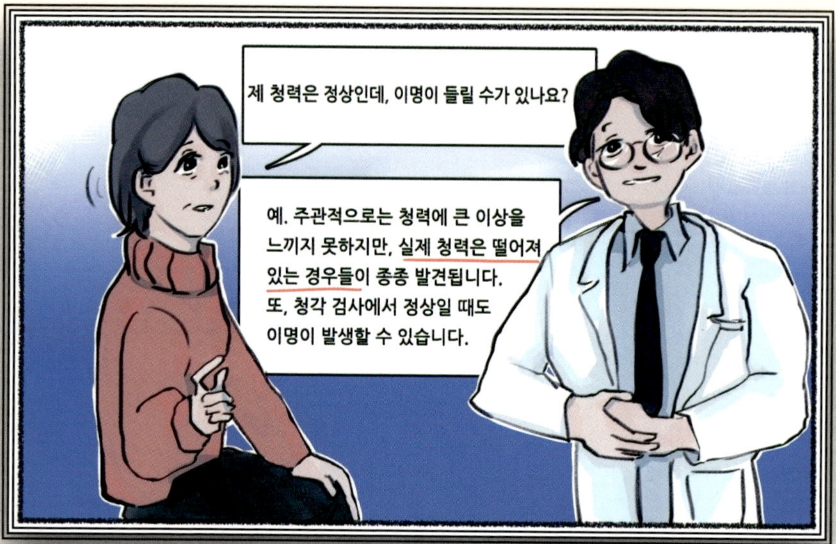
제 청력은 정상인데, 이명이 들릴 수가 있나요?
예. 주관적으로는 청력에 큰 이상을 느끼지 못하지만, 실제 청력은 떨어져 있는 경우들이 종종 발견됩니다. 또, 청각 검사에서 정상일 때도 이명이 발생할 수 있습니다.

평소 출퇴근 지하철에서 매일 이어폰을 사용하던 분에게 어느 날 귀에서 '윙~' 하는 소리가 들리기 시작하였습니다. 이전에도 가끔 비슷한 경험을 하였지만 곧 회복되었기에 크게 신경 쓰지 않았으나, 이번에는 일주일이 지나도 이명이 호전되지 않았습니다. 주변에 질문을 하고 검색도 해 본 결과 이명은 난청이 있을 때에 동반되는 경우가 많다는 이야기를 듣게 되었습니다. 그렇다면 청력에는 큰 불편감이 없었던 이 분은 귀나 머리 속에 다른 이상이 있는 것은 아닌가 하는 걱정에 이비인후과를 찾게 되었습니다. 이번에는 이처럼 청력이 정상임에도 이명이 발생하는 원인과 빈도에 대해서 알아보고, 발생한 경우 어떻게 대처해야 될지에 대해서 생각해 보도록 하겠습니다.

청력이 정상인 분들도 이명을 느끼는 경우가 있나요?

일반적으로 이명은 청각 기관이나 청각 신경계의 손상이 원인이 되어 시작되는 경우가 많다고 보고되고 있습니다. 그 결과 전체 이명 환자의 85~96%에서는 다양한 정도의 청력 이상이 확인되고 있어, 이명이 난청과 높은 연관을 가진 것은 사실입니다. 하지만 반대로 전체 이명 환자의 대략 8~10%에서는 검사 상 정상 청력을 가지고 있다고 보고되고 있어, 청력이 정상인데도 이명을 느끼는 경우는 그렇게 드문 현상은 아닙니다.

청력이 정상이라면 왜 이명이 들리는 것일까요?

근본적으로 청각 신경계에는 특별한 외부 자극이 없어도 지속적으로 발생하는 자발적 신경 활동이 존재합니다. 이러한 신경 활동 신호는 평소에는 외부 자극에 비해 그 강도가 상당히 약해 소리로 인지되지 않지만 주위가 매우 조용한 경우에 뇌는 이러한 자발적 신경 활동도 소리로 인지하는 경우가 있습니다. 그 결과 외부 소음이 통제되는 방음실에서는 정상 성인의 대다수에서 작은 크기의 이명을 느끼는 것으로 알려져 있습니다. 이러한 점을 고려할 때에 근본적으로 청력이 정상이라도 이명은 들릴 수 있으며, 반드시 병적 상태를 시사하지는 않습니다.

특히 청력검사에서 이상이 발견되는 경우가 아니고 주관적으로 느끼는 청력에 이상이 없음에도 불구하고 이명이 느껴지는 경우는 조금 더 흔할 것으로 추정됩니다. 왜냐하면, 주관적인 청력이 정상이라고 하여 실제 청력이 정상이라고 할 수 없기 때문입니다. 사람은 넓게는 20 kHz에 해당하는 고음의 소리까지 청취 가능하지만, 실제로 일상에서 중요한 비중을 차지하는 사람 간의 대화음은 대략 4~5 kHz 이하의 영역에 분포하며, 한국어의 경우 서양에 비해 파찰음, 마찰음 등 고주파에 해당하는 음의 비율이 적어 실제로는 이보다 더 낮은 주파수에 대화음이 분포합니다(그림 6-1). 즉, 실제로 청력검사 상 고주파수에 난청이 확인되더라도 대략 4 kHz 이하 주파수의 청력이 정상인 경우에는 실제로 주관적인 청력 이상을 느끼는 비율이 낮을 수 있습니다.

더욱이 난청의 원인 중 높은 비율을 차지하는 노인성 난청 및 소음성 난청의 경우에는 대략 4 kHz 이상의 고주파 영역에서 청력 손상이

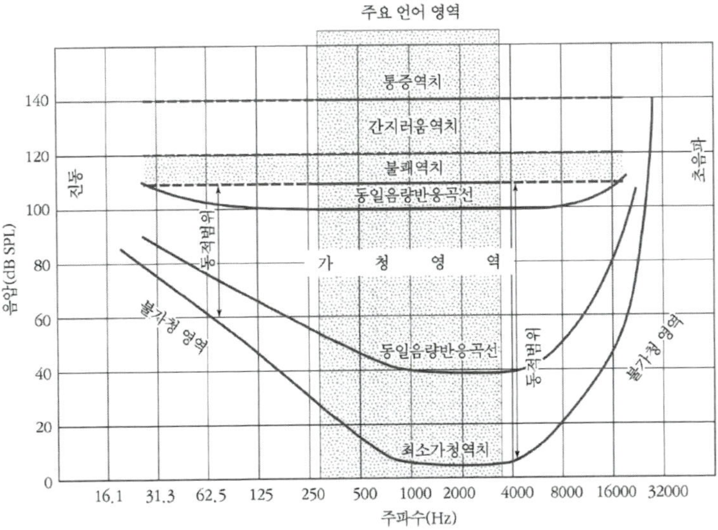

그림 6-1 인간의 가청 주파수 범위와 청력 역치 범위

시작되어, 처음에는 주관적으로 청력 이상을 느끼지 못하는 경우가 많이 있습니다. 하지만 고주파 영역의 청력 손상은 이명의 유발 원인이 될 수 있어, 청력은 정상이지만 이명을 느끼는 경우가 발생할 수 있습니다(그림 6-2).

검사를 통해 숨겨진 청력 감소를 확인할 수 있나요?

앞서 말씀드린 바와 같이 일반적인 순음청력검사 혹은 어음청력검사를 통해서도 4~8 kHz에 해당하는 고음역 청력 감소는 확인할 수 있으며, 주관적으로 정상 청력을 가지면서 이명만 호소하시는 분들의 상당수가 이 주파수 대역의 청력 감소를 가지고 계실 것으로 보입니다.

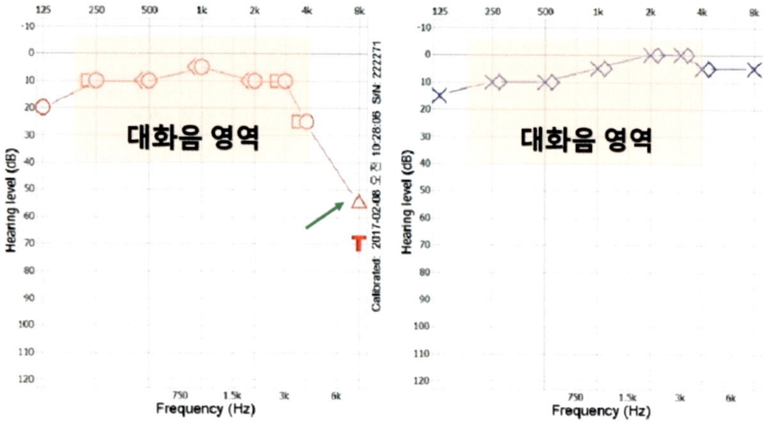

그림 6-2 일주일 전 우측 귀가 큰 스피커 소음에 노출된 후 발생한 이명으로 내원한 환자의 청력도. 대화음 영역에 해당하는 4 kHz 이하 청력은 정상 범위에 있지만 우측 8 kHz에서 뚜렷한 청력 감소가 확인됨(초록 화살표).

하지만 일반적인 청력검사에서 정상으로 확인되는 경우에도 보다 더 고음역을 검사하는 초고주파 청력검사(extended high frequency audiometry)를 시행하여 이명의 원인이 될 수 있는 청력 이상을 확인할 수 있습니다(그림 6-3).

이처럼 일반적인 청력검사 이외에도 청각 기관의 기능을 근본적으로 측정할 수 있는 다양한 검사 방법이 있으므로, 이명이 발생한 경우 이비인후과에 내원하여 정확한 검사를 받으면 막연한 불안감을 해소할 수 있습니다. 대표적으로 소음 손상에 취약한 청각유모세포(auditory hair cell) 기능을 검사하는 이음향방사검사(otoacoustic emission, OAE), 청각 신경로를 전반적으로 평가하는 청성뇌간유발반응검사(auditory brainstem response, ABR) 등이 있습니다.

A.

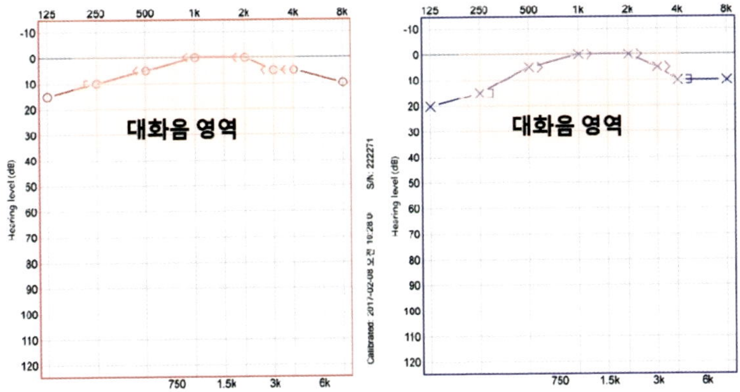

순음청력검사

B.

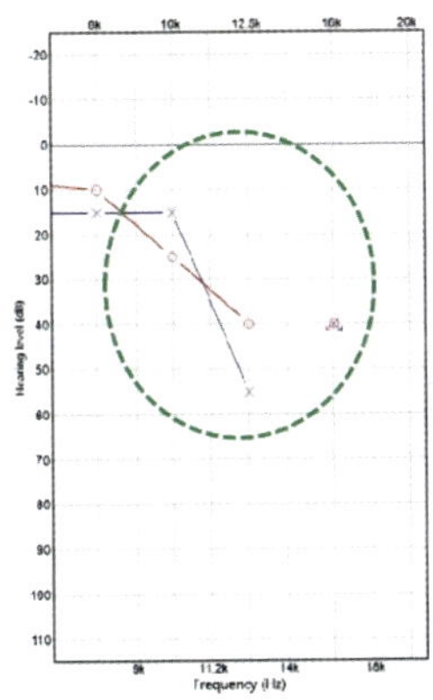

초고주파 청력검사

그림 6-3 내원 2주 전 발생한 이명을 주소로 내원한 환자로 순음청력검사 상에서는 양측 모두 대화음 영역을 포함한 전주파수에 걸쳐 정상 청력이 확인되지만, 10kHz 이상의 초고주파 청력검사에서는 난청이 확인됨(초록 점선 부분).

청력이 정상임에도 이명이 들리는 원인은 무엇일까요?

흔한 원인으로 앞서 말씀드린 바와 같이 난청 원인의 높은 비율을 차지하는 노인성 난청, 소음성 난청 등이 초기에는 주관적인 청취에 이상을 유발하지 않는 고주파 음(높은 음)부터 영향을 주기 때문입니다.

하지만 실제로 청력검사 상에서 고주파수 부위까지 정상으로 확인되었음에도 이명을 느끼는 경우가 있습니다. 이러한 '숨겨진 청력 손실(hidden hearing loss)'에 대해서는 아직 많은 연구가 진행 중인데, 일반적으로 장기간 소음에 노출되었던 분에게서 발생되는 경우가 많은 것으로 보고되고 있습니다. 해부 · 생리적인 원인으로는 고막을 통해 전달된 소리를 처음으로 인지하는 신경 구조물인 달팽이관(cochlea) 내의 청각유모세포(cochlear hair cell)와 청각신경(cochlear nerve) 사이의 신경접합부(synapse)의 문제(cochlear synaptopathy) 등이 원인으로 지목되어 활발한 연구가 진행되고 있습니다.

난청이 나중에 발생하거나 머리 속에 병이 숨어 있는 것은 아닐까요?

정상 청력에서 발생하는 이명의 원인이 장기간의 소음 노출과 연관이 있을 가능성이 높고, 초기 노인성 난청이나 소음성 난청에서 발생할 수 있음을 고려한다면, 추후 주관적으로 느낄 수 있는 실제 난청으로 발전할 가능성도 배제할 수 없습니다. 하지만, 소음성 난청의 경우 소음 노출을 중단하면 더 이상 진행하지 않는 특징이 있으므로 이명을 느낀 경우 생활 속에서 적극적으로 소음 노출을 줄이기 위해 노력할 필요가 있습니다. 과거에는 소음이 심한 작업장에서 장시간 일하시던 근로자에서 소음성 난청이 주로 확인되었으나, 최근에는 뚜렷한 소음 노출력이 확인되지 않는 젊은 연령 대에서 이명 및 소음성 난청 발생 비율이 증가하고 있습니다. 그 원인으로 스마트폰, MP3 player 등과 같은 휴대용 음향 · 영상 기기의 장시간 사용을 들 수 있습니다. 특히 지하철이나 버스 내부의 경우 80~90 dB 정도의 매우 심한 소음이 발생하는데, 출퇴근 및 등하교 길에 이러한 교통 수단 내부에서 이어폰을 통해 음악을 청취하거나 영상을 보는 경우가 많습니다. 이 경우 소리를 들으려면 80~90 dB보다 더 크게 음량을 높여야 되기 때문에 거의 자동차 경적 소리와 비슷한 90~100 dB에 가까운 강한 소음에 귀가 장시간 노출되어 소음성 난청이 발생합니다. 그러므로 이명이 발생한 경우 비록 자신의 청력이 현재 정상이라 할지라도 적극적으로 소음이 있는 곳을 피하고 교통 수단 이용 중 이어폰 사용 등은 자제하거나 작은 소리로 듣는 것이 좋습니다.

드물게 청신경 종양 등과 같은 머리 속에 발생한 질병으로 이명이 발생할 수도 있지만, 일반적으로 중추신경계의 질병이 다른 증상의 동반 없이 이명만으로 발현하는 경우는 흔치 않습니다. 다만, 이명과 함께 난청, 어지럼증, 두통 등의 다른 증상이 동반된 경우 병원을 방문하여 발생 원인 및 동반 가능한 질환에 대하여 진료를 받아보시는 쪽이 안전합니다.

이비인후과를 방문하면 어떤 검사와 치료를 받게 되나요?

이비인후과에 내원하는 경우 우선 동반된 청각 기관 및 신경의 손상 여부에 대하여 청각 검사 및 세분화된 기능 검사를 통해 확인하게 됩니다. 대표적인 검사에는 순음청력검사, 어음청력검사, 이음향방사검사, 청성뇌간유발반응검사 등이 있습니다. 이를 통해 청각계에 숨겨진 이상은 없는지 확인하게 되며, 원인에 대한 더 자세한 평가가 요구되는 경우 추가 검사를 통해 확인하게 됩니다.

치료로는 일반적인 이명 약물 치료와 더불어 발생 초기에는 청각 기관 및 신경의 손상 회복에 많이 사용되는 스테로이드 제제를 고막 안쪽에 주입하는 치료 등에 대한 효과 검증이 시도되고 있습니다. 이와 함께 맞춤형 상담 치료(directive counseling)와 소리 치료(sound therapy)를 통해 이명 습관화(habituation)를 유도하는 이명재훈련치료(tinnitus retraining therapy, TRT)를 통해 이명으로 인한 불편감을 줄여나갈 수 있습니다. 무엇보다 주관적으로는 정상 청력임에도 이명이 발생한 경우 앞서 말씀드린 바와 같이 소음성 난청 혹은 노인성 난청의 초기 증상인 경우가 있으므로 정기적인 청력검사 및 예방을 통해 심각한 난청으로의 진행을 막을 수 있습니다.

TINNITUS

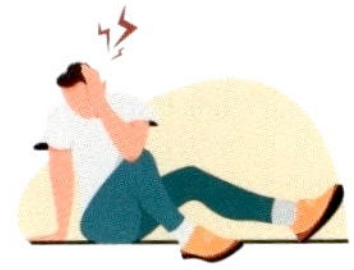

07

이명 때문에 청력이 더 나빠지지 않나요?

동국대 박주현

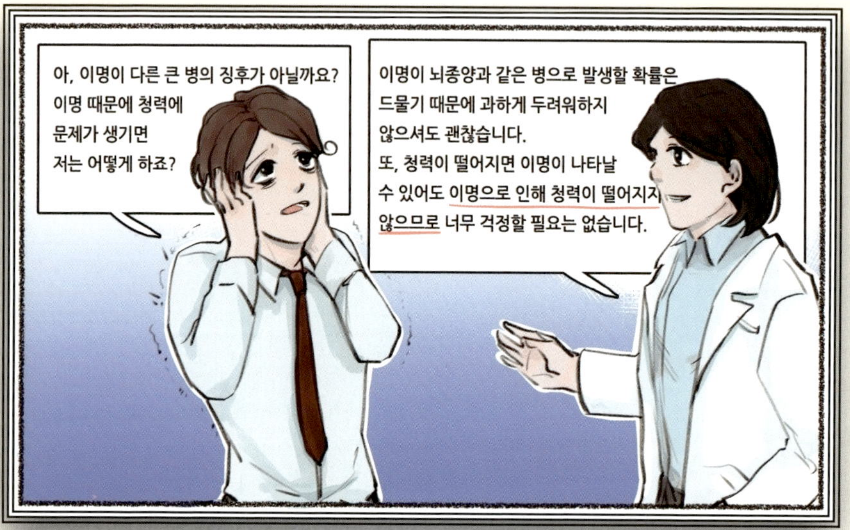
아, 이명이 다른 큰 병의 징후가 아닐까요? 이명 때문에 청력에 문제가 생기면 저는 어떻게 하죠?
이명이 뇌종양과 같은 병으로 발생할 확률은 드물기 때문에 과하게 두려워하지 않으셔도 괜찮습니다. 또, 청력이 떨어지면 이명이 나타날 수 있어도 이명으로 인해 청력이 떨어지지 않으므로 너무 걱정할 필요는 없습니다.

이명이란 밖에서 들리는 소리가 아닌데, 외부 자극이 없는 상태에서 귀 안에서 혹은 머릿속에서 나는 소리를 느끼는 것입니다. 벌레 우는 소리, 바람 소리, 기계 소리, 휘파람 소리 등 여러 가지 소리로 나타날 수 있고 여러 가지 높이를 가진 음들이 섞여서 들리기도 합니다. 일시적인 이명은 90% 이상의 사람이 경험하는 것으로 병적인 것이 아닙니다. 그러나 일부에서는 이명이 장기간 지속되고 사람에 따라서 각기 다른 정도의 불편함을 호소하게 됩니다. 이명이 생활에 영향을 주는 경우 문제가 됩니다.

이명이 들리는 많은 경우 "나의 건강에 중대한 이상이 생겼다." "이러다 점점 더 안 들릴 것이다." "뇌종양이 생겨서 이명이 들린다."와 같은 근거 없는 비현실적인 생각을 갖게 되어 두려움을 느끼는 경우가 많습니다. 이러한 정신적, 심리적인 문제는 이명을 악화시키고 만성화시키는 원인이 됩니다. 이명이 왜 생기냐에 대해서는 앞서 살펴보았고, 이명과 청력에 대해서 잘못 알고 있는 부분들에 대해 알아보겠습니다.

이명이 다른 병의 징후인 건 아닐까요?

앞서 이명의 원인에 대해서 살펴보았지만 청력이 정상인 경우에도 이명이 생기는 경우가 있고, 청력 및 귀에는 큰 문제 없이 신체적 혹은 정신적인 스트레스 상황에서 일시적으로 이명이 들리는 경우도 있습니다. 하지만 다른 일에 집중할 때는 덜하고 조용할 때 주로 들리는 전형적인 이명은 난청과 함께 동반되는 경우가 가장 많습니다. 이명은 내이의 달팽이관의 손상에 의해 이와 연결된 청각 신경계에도 이상이 동반되기 때문에 생기는 것으로 알려져 있습니다. 본인이 청력이 떨어졌다고 자각하지 못하는 경우에도 일상적인 의사소통에 영향을 주지 않는 고주파수 청력에서만 경도 혹은 중등도 이상의 감각신경성 난청이 있는 경우도 있습니다. 물론 난청을 동반한 이명에서 여러분들이 걱정하는 뇌종양 등이 있는 경우도 있지만 확률적으로는 매우 드뭅니다. 정확한 진찰과 검사를 통해 귀에 나쁜 병이 생긴 건 아닌지 확인하는 것도 중요하지만, 충분한 검사로 위험한 원인이 없다고 판명되면 더 이상 이명을 두려워하거나 맞서 싸우지 말고 오히려 듣지 않고 잊도록 하는 것이 중요합니다. 이비인후과 전문의는 동반 증상과 청력 저하의 시기 및 패턴 등을 고려하여 청각 및 이명검사 이외 추가 검사가 필요한지도 판단하게 됩니다.

이명 때문에 청력이 더 나빠지지는 않나요?

청력이 약해지면(달팽이관의 손상) 이와 연결된 청각신경계의 이상이 생길 수 있기 때문에 이명이 동반될 수 있습니다. 이명은 청각계의 손상에 뒤따라 부가적으로 발생한 결과물이라고 생각하시면 되겠습니다. 그러므로 거꾸로 원인과 결과가 뒤바뀌어서 이명 때문에 청력이 떨어질 수는 없으므로 이명 때문에 점점 청력이 더 안 좋아질 것이라고 막연히 걱정할 필요는 없습니다.

이명이 갑자기 더 커졌는데 어떻게 해야 하나요?

신체적, 정신적 스트레스나 수면장애 등으로 이명이 더 악화되는 경우가 있습니다. 하지만 이명이 커진 것이 일시적인 증상이 아니라 충분히 휴식을 취했는데도 1~2일 이상 지속된다면, 혹은 별다른 이유가 없는데 커져서 일상 생활을 힘들게 한다면 이비인후과에서 검진을 받아야 합니다. 이명은 청력저하가 있는 경우 흔히 동반되며, 청력이 더 떨어지거나 기타 내이 손상이 갑자기 발생한 경우에도 커질 수 있습니다. 오랜 시간에 걸쳐 서서히 청력이 떨어지는 경우 이명이 급격히 악화되는 경우는 많지 않습니다. 청력 저하를 본인이 인지할 정도가 아니거나 청력이 떨어진 정도가 심하지 않을지라도 갑자기 생긴 이명은 달팽이관과 청각 신경계의 손상을 시사하는 중요한 증상이 되기도 하기 때문에 이명이 심해지면 정확한 진찰 및 청력검사가 필요합니다. 다만 청력이 더 저하되거나 갑작스런 변화가 있으면 이명이 심해질 수 있지만 이명이 심해져서 청력이 떨어지는 현상처럼 거꾸로 가는 경우는 없으니 안심하셔도 됩니다.

이명이 커졌는데 청력이 더 나빠졌으면 어떻게 하나요?

이전에 이미 난청이 있던 사람일 경우에도 돌발성 난청 등 급격한 청력 저하 및 달팽이관 기능 손상이 청력검사에서 확인된다면 고용량 스테로이드 투여, 고실 내 스테로이드 투여 등의 치료가 필요할 수 있습니다. 이 경우 늦어도 발생 2주 이내에는 치료를 시작하는 것이 결과가 좋으며, 치료가 빠를수록 좋으므로 이명 악화가 호전 없이 지속되고 특히 청력 저하를 본인이 인지한다면 지체 없이 병원에 방문하시는 것이 좋겠습니다.

이명이 커졌는데 청력은 변화가 없으면 어떻게 하나요?

신체적, 정신적 스트레스 상황이나 수면 부족 등에서도 이명이 악화될 수 있습니다. 이비인후과 진찰 및 검진에서 청각변화나 다른 원인을 발견하지 못하는 경우도 많습니다. 이 경우에라도 이명이 커져서 일상생활에 지장을 주거나 수면에 영향을 줄 정도로 불편함을 야기한다면 추가적인 약물치료(필요 시 신경안정제 계통의 약을 포함)가 단기간 필요할 수 있습니다. 수면 부족 자체가 이명을 악화시키기도 합니다. 신경을 쓰거나 스트레스를 받는 상황을 피하고 휴식을 취하고 과로를 피하는 것이 좋습니다. 너무 조용한 장소에 있으면 이명에 자꾸 신경을 쓰게 되므로 되도록 너무 조용한 장소는 피하는 등, 일반적인 이명에 도움이 되는 것들이 이명 악화 때에도 도움이 됩니다.

TINNITUS

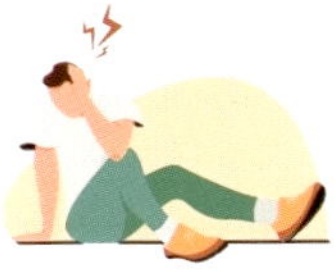

08

머리 속에서 이명이 들리는데 뇌에 문제가 있나요?

가톨릭대 이동희

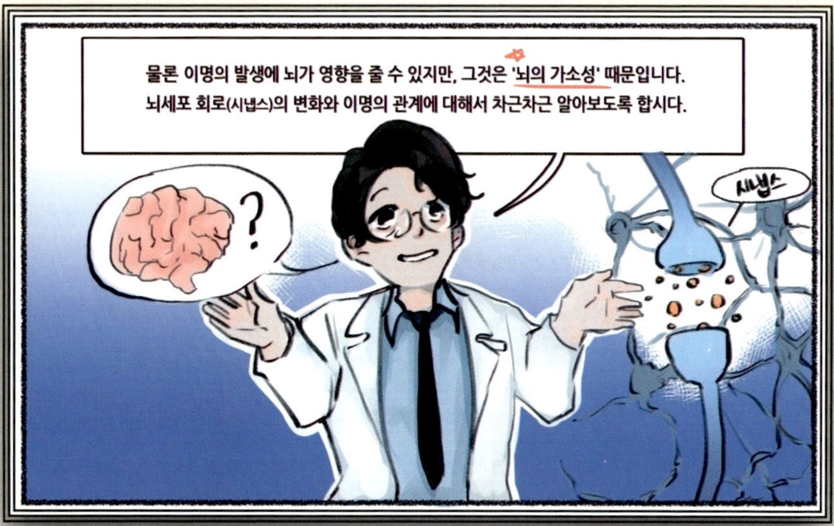
물론 이명의 발생에 뇌가 영향을 줄 수 있지만, 그것은 '뇌의 가소성' 때문입니다.
뇌세포 회로(시냅스)의 변화와 이명의 관계에 대해서 차근차근 알아보도록 합시다.
?
시냅스

가끔 어떤 사람들은 머리에서 이명이 발생한다고 말하면서 "두명(頭鳴)" 혹은 "뇌명(腦鳴)"이라고 진단합니다. 귀가 아니라 머리 일부분 혹은 머리 전체에서 소리가 들리는 환자들은 머리에 이상이 있다고 오해하거나 뇌졸중과 같은 막연한 불안감에 떨게 되는데, 불안감을 없애기 위해 두명에 대해 자세히 알아보도록 합시다.

이미 우리나라뿐만 아니라 외국의 의사나 뇌과학자들에게 알려진 대로 이명은 귀에서 시작하여 뇌로 이어지는 이비인후과 질병입니다. 따라서 이명의 기전에 뇌가 중요한 역할을 하는 것이 사실이므로 뇌의 문제로 인하여 이명이 발생한다고 여길 수도 있으나, 여기서 말하는 뇌의 문제는 우리가 흔히 아는 뇌졸중(뇌경색, 뇌출혈), 뇌종양과는 전혀 다릅니다.

이명이 왜 발생하는지에 대해 이명-뇌의 연관성을 중심으로 간략하게 요약하겠습니다. 이명은 일차적으로는 소리를 듣는 신체기관인 달팽이관(와우)에서 발생하기 때문에 청력감소가 동반되는 경우가 흔하지만, 정상청력에서도 생깁니다. 하지만 이렇게 생긴 이명이 나를 계속해서 괴롭히고 불안하게 만들어서 의사를 찾게 만드는 것은 뇌의 변화이며, 이런 측면에서 뇌로 인하여 이명이 발생 혹은 악화된다고 말할 수 있습니다. 하지만 여기서 말하는 뇌의 이상소견 혹은 변화는 뇌졸중, 뇌종양이 아니고 뇌를 구성하는 뇌세포의 회로(시냅스)가 변하는 것을 말합니다. 뇌세포들은 혼자서 따로 있으면 아무 일도 못하고 다른 뇌세포와 연결되어 신호를 주고받아야만

> ☞ 여기서 우리가 오해하면 안되는 것은 이비인후과에서 시행하는 통상적인 청각검사 상 "정상범위의 청력"이 달팽이관이 완전 정상이라는 것을 의미하는 것은 아니라는 점입니다. 달팽이관의 아주 미세한 이상 병변은 통상적인 청각검사로는 찾아낼 수 없습니다.

비로소 일할 수 있는데 뇌세포들끼리의 이 연결을 시냅스라고 합니다. 우리가 새로 만난 사람의 이름을 "기억"하려면 우리 뇌에는 새로운 시냅스가 생겨서 항상 뇌세포들끼리 연결되어야 합니다. 이런 새로운 시냅스의 형성 혹은 소실이 바로 뇌의 변화, 뇌의 문제라는 것이며, 우리가 흔히 생각하는 뇌졸중, 치매, 뇌종양과는 다른 겁니다. 예를 들어서 좋아하는 음악의 멜로디를 계속 기억하는 것은 긍정적인 의미의 시냅스 변화라고 말한다면, 이명은 부정적인 의미의 시냅스 변화라고 말할 수 있습니다.

이명을 일으키는 뇌세포의 시냅스에서는 아세틸콜린을 비롯한 각종 화학전달물질이 관여되기 때문에, 이명의 치료법 중에서 몇 가지 약물(항불안제, 항경련제, 도파민 수용체 조절제 등)은 이 회로를 조절하거나 끊어주는 역할을 함으로써 이명을 완화 혹은 소실시킵니다. 이명치료법 중 가장 중요한 이명재훈련 역시 습관화를 통하여 이명을 유발하는 뇌세포의 시냅스, 특히 변연계와 자율신경계의 시냅스 구성을 바꾸어주는 치료법입니다. 변연계는 사람과 같은 포유동물에서 가장 잘 발달된 뇌로서 생존에 관계되는 감정작용, 또한 행동-인지-정서반응에 걸친, 위험으로부터 자신을 보호하는 역할을 하는 진화의 산물인 공포반응 등을 담당합니다. 그리고 감정 관련 연상, 기억작용에 중요합니다(이름이나 사물 기억보다는 행복했던 추억이나 잊고 싶은 기억을 주로 담당합니다). 뇌와 시냅스에 대한 이해를 하셨다면, 이제 왜 이명이 심한 환자가 불안하고 우울하

☞ 우리 뇌의 시냅스는 더욱 견고해지기도 하고, 약해지거나 새롭게 형성되기도 합니다. 우리의 일반적인 기억이 "서술기억"이라면 이보다 오래 그리고 강력하게 지배하는 기억은 습관에 녹아 있는 "절차기억"이고, 이보다 더 강력하게 잊히지 않고 일상을 지배하는 기억은 "감정기억"입니다. 이명과 연관되는 기억이 바로 감정기억입니다.

고 힘든지를 아실 겁니다. 이명은 뇌의 변연계 안에 없던 시냅스를 만들어서 우울한 감정을 만들고("만사가 귀찮고 짜증나요.") 자신도 모르게 막연한 공포감("이러다 죽는 거 아닌가? 중병에 걸린 거 아닌가?")을 만들며 이명은 두고두고 머릿속에서 떠나질 못하게 됩니다("이명이 밤새 들려서 꼴딱 밤샜어요.").

이명과 뇌에 대해서 조금 더 얘기할까요? 인터넷에서 "gestalt shift"로 검색하면 많은 그림들이 나옵니다. 이 중에서 가장 유명한 것이 "노파와 젊은 여인", "오리와 토끼", "술잔과 마주 본 사람 얼굴", "베드로와 바울 술잔" 등입니다. 이런 그림들의 공통점은 처음에 아무 사전정보나 의미 없이 보았을 때와 무언가를 알고 보았을 때에는 완전히 다르게 보인다는 점입니다. 이것이 바로 감각인식의 변화현상인 "gestalt shift"입니다. 하나의 감각정보가 서로 다른 의미를 가질 수 있으며 이 두 의미 사이에 전환이 가능하다는 겁니다. 즉, 우리는 이명재훈련을 통하여 이명에 대한 우리 부정적인 인식을 긍정적으로 바꿀 수 있습니다. 사실 "gestalt shift"는 미술에서 제일 많이 알려져 있지만(네덜란드 판화가 Escher의 "평면의 규칙적 분할 III", "하늘과 물 I" 작품이 유명합니다.) 본래 심리학에서 나온 이론입니다. 사람은 어떤 대상을 인지할 때 그 대상을 구성하는 요소적인 정보의 집합으로 분석하여 인지하는 것이 아니고 전체로서의 고유성, 즉 큰 하나로서의 구조나 특성에 주목해서 인식하는 경향이 우리 뇌에 있다는 겁니다. 우리가 처음 만나는 사람의 얼굴을 볼 때 그 사람의 눈, 코, 입을 하나하나 뜯어보는 것이 아니고 그것이 자아내는 인상, 전체적인 얼굴 상을 보는 것입니다. 그리고 우리가 기억하는 얼굴도 얼굴의 각 부분들의 정확한 형태와 그것들이 모여 이룬 집합 상이 아니라 그 사람 특유의 인상과 전체 상입니다. 이러한 "감각적 인식"은 소리에 대한 인지에서도 마찬가지로 적용되는데, 우리가 음악이나 소리를 들을 때 소리의 높낮이, 크기 등을 분석하여 듣는 것이 아니고 그 소리가 갖는 음감을 듣고 기억하는 것입니다. 문제는 이처럼 감각패턴을 인지하는 과정(패턴인식)에서 오류가 생길 수 있다는 겁니다.

때로는 처음에는 아무 것도 안 보이던 것이 이제 무언가를 알고 난 후부터(인식을 한 이후) 그 다음부터는 계속 보이게 되기도 합니다. 사실 우리 몸에서는 턱관절, 근육이나 혈관으로부터 소리가 늘 만들어지고 있을 수 있지만, 늘 무언가를 듣고 인지하고 집중하고 바쁘게 사는 우리의 뇌는 그걸 모르고 살았는지 모릅니다. 그런 것이 이명인 줄 모르고 살았거나 이명이라고 생각해도 무시하고 편안하게 잘 살았던 거죠. 하지만 이명을 부정적으로 인식하고 걱정하는 순간 이명이 그치지 않고 우리를 괴롭히고 성가시게 만드는 이유가 바로 여기에 있는 겁니다. 그럼에도 불구하고 우리는 이명재훈련을 통하여 다시 이명이 인식되지 않도록 할 수 있습니다.

이 두 가지가 바로 이명의 인지와 관련된 중요한 뇌과학 현상 두가지입니다. 우리 뇌는 감지한 감각패턴을 우리 기억 속의 과거 경험으로부터 유도해 낸 일반적인 개념이나 단서와 연관 짓는 "예측 코딩"을 하는데, 이 과정에서 이명이 과거의 불쾌한 감정을 불러낼 수 있습니다. 또한 우울, 불안, 공포와 같은 감정도 모두 뇌가 예측한 결과물이고 감정도 예측이기 때문에 당연히 틀릴 수 있는데(정서구성론) 우리는 인식의 전환을 통하여 이러한 감정의 오류를 고칠 수 있습니다.

자, 이제 뇌로 인하여 이명이 발생 혹은 악화된다는 것, 이명의 발생이나 악화에서 뇌가 어떤 역할을 하는지에 대해서 정확하게 이해하셨나요? 결국 이명을 유발하는 뇌의 문제점이 뇌졸중, 뇌종양과는 다르다는 것을 아셨죠? 그래서 지속적인 이명 혹은 두명과 난청이 있는 환자분들은 필요할 경우 청력 검사와 뇌검사를 통해 동반된 질환을 정확히 진단받아야 하므로 이비인후과 전문의를 찾아야 할 것입니다.

마지막으로 이명을 치료하는 이명재훈련, 인지행동치료에 대한 뇌과학 하나만 더 말씀드리겠습니다. "칵테일 파티 효과"라는 것이 있는데, 잔치에서처럼 여러 사람들이 모여 한꺼번에 이야기하는 곳에서 우리가 관심을 갖는 이야기만을 골라 들을 수 있는 현상을 말합니다. 우리 주변에서는 하루 종일 다양한 소리들이 귀를 통해 들리지만 우리 뇌는 그 모든 소리를 인지하지는 않습니다. 우리 귀와 뇌에 특정 소리만 들리는 이유는 자신에게 필요한 정보라고 생각하는 소리만 선택적으로 받아들이는 뇌의 특성, 즉 "선택적 지각" 특성 때문이며 이 과정에는 뇌의 소음 취소(noise cancellation) 기능이 관여합니다. 앞서 말씀드린 대로 달팽이관의 일시적 혹은 영구적 이상으로 이명을 우리 뇌가 들었을 때, 소음 취소가 안 일어나고 인지된 이명을 우리 뇌에서 긍정적 혹은 부정적으로 분류되는 과정에서 별거 아닌 이명을 부정적으로 인식하게 되어서 변연계, 자율신경계가 활성화되면 이명 환자가 되는 겁니다. 여기에 덧붙여서 이명에 대한 인지적 왜곡이나 오류, 비합리적 신념이 발생하게 되는데, "난청을 못 고치니까 이명도 못 고칠 거야", "이명을 못 고치면 더 이상 삶에 낙이 없어", "이명 때문에 귀가 먹을 거야", "완전히 없어지지 않은 이명은 치료 실패야"와 같은 생각이 대

☞ 시각이 뇌의 뒷부분에 해당하는 후두엽에서 인지한다면 청각 정보는 양쪽 귀에서 가까운 측두엽에서 처리하는데 시각이 객관적이고 분석적인 역할을 한다면 청각은 주관적이고 정서적인 측면이 강합니다. 그 이유는 청각을 담당하는 측두엽에서 가장 중점적으로 다루는 것 중 하나가 바로 감정, 정서이기 때문입니다. 그래서 시각 장애인들보다 청각 장애인들이 주관적 삶의 질에서 더 낮은 경향을 보인다고 합니다. 이는 보지 못하는 것이 더 답답하고 괴로울 것 같은데 듣는다는 것이 우리 삶에 큰 영향을 미치고 있음을 말해 줍니다.

표적인 예입니다. 이러한 부정적인 인식을 올바르게 전환시키는 것이 이명 치료의 핵심이자 첫걸음입니다.

이명에 대한 치료는 시간이 걸리지만 충분히 가능합니다. 이명을 치료하는 전문가로서 제가 제시하는 아래의 다짐을 우리 같이 한번 읽어볼까요?

"내가 진료받은 이비인후과 전문의가 선생님이 이명은 달팽이관이 망가져서 뇌가 만들어낸 새로운 신호를 우리 뇌가 잘못 해석해서 생긴 것뿐이지 머리, 뇌에 큰 문제가 생긴 것은 아니라고 했어."

"우리 뇌는 우리가 듣고 싶은 것을 들으려고 해. 거꾸로 의미 없는 소리를 우리 뇌가 없애는 기능이 있어서 우리 머릿속에서 잘 훈련하면 스스로 이명을 없앨 수 있다는 이비인후과 전문의 선생님의 말을 나는 믿어."

"밤마다 집에서 뭔 소리가 들리는데 어디서 나는 소리인지 모르면 더 궁금하고 더 불안하잖아? 그런데 이비인후과 진료를 받고 이제 내가 그게 어디서 나는지를 알았으니까 이명을 잊을(치료할) 수 있어."

"우리 뇌는 한 번에 한 가지만 들을 수 있대. 이비인후과 전문의가 권하는 보청기, 소음발생기가 이명을 무의미한 소리로 느낄 수 있게 도와 완치할 수 있다니 열심히 사용해 봐야겠어."

나는 이명을
고치고 싶어.

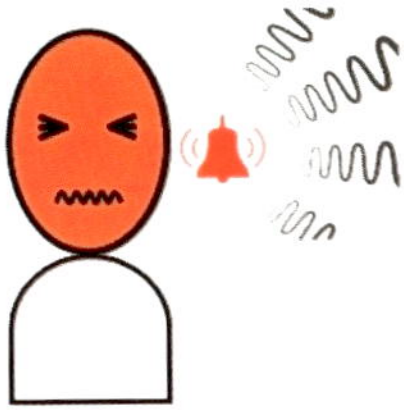

이비인후과 전문의를
만나서 치료하고 싶어.

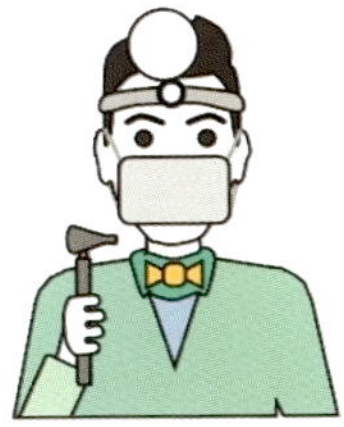

이비인후과 치료를
받으니까 훨씬 좋아졌어.

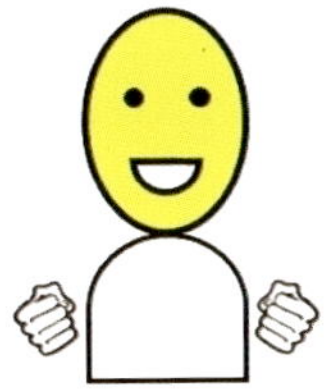

나는 이명을
고치고 싶어.

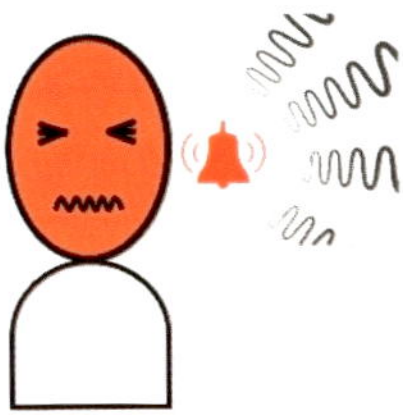

이비인후과 치료를
받으면 좋아질 거 같아.

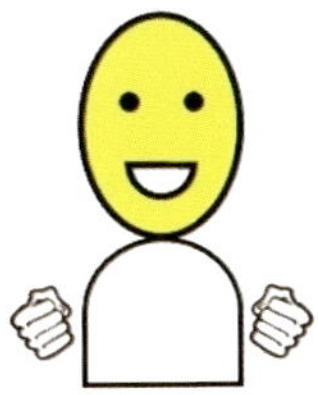

이비인후과 전문의를
만나서 치료받을래.

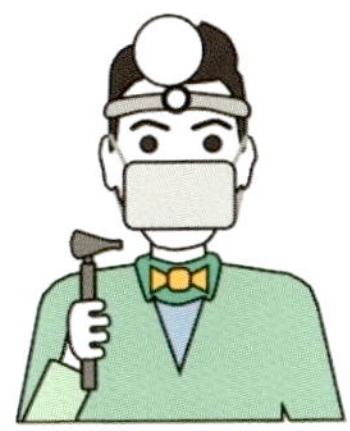

TINNITUS

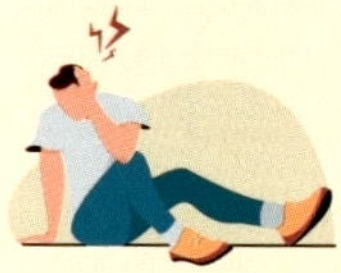

TINNITUS

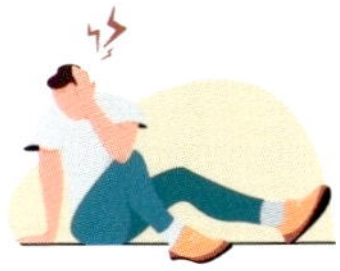

09

갑자기 한쪽 귀가 안 들리면서 이명이 생겼는데 이게 뭔가요?

을지대 안용휘

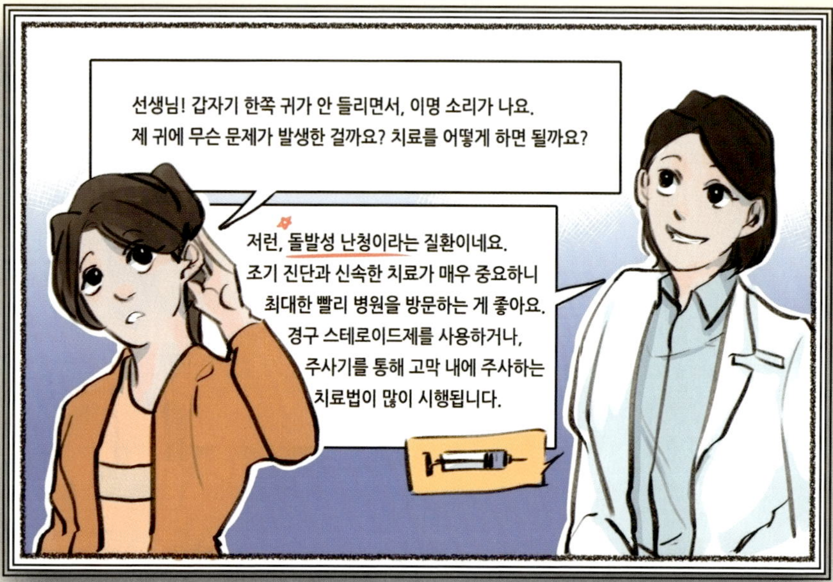
선생님! 갑자기 한쪽 귀가 안 들리면서, 이명 소리가 나요. 제 귀에 무슨 문제가 발생한 걸까요? 치료를 어떻게 하면 될까요?
저런, 돌발성 난청이라는 질환이네요. 조기 진단과 신속한 치료가 매우 중요하니 최대한 빨리 병원을 방문하는 게 좋아요. 경구 스테로이드제를 사용하거나, 주사기를 통해 고막 내에 주사하는 치료법이 많이 시행됩니다.

어느 날 특별한 원인 없이 갑자기 한쪽 귀가 안 들리면서 같은 쪽 귀에서 이명 소리가 난다면 얼마나 황당할까요? 이러한 경우를 "돌발성 난청"이라고 하는데, 이비인후과 질환 중에서도 응급 처치가 필요한 질환의 하나입니다. 돌발성 난청이 발생한 환자들 대부분에서 이명을 느끼게 되는데, 이는 내이의 달팽이관의 갑작스러운 손상에 의해 이와 연결된 청각 신경계에도 이상이 동반되기 때문입니다. 청력이 떨어진 정도가 심하지 않을지라도 갑자기 생긴 이명은 달팽이관과 청각 신경계의 손상을 시사하는 중요한 증상이 되기도 합니다. 이러한 돌발성 난청에서 이명이 갖는 의미와 치료 방법에 대해 알아보겠습니다.

돌발성 난청과 이명은 왜 생기는 걸까요?

여러 가지 다양한 원인에 의해서 생길 수 있습니다. 대표적인 것으로는 바이러스가 내이에 들어가서 달팽이관을 망가뜨려서 생길 수도 있고, 달팽이관의 혈관 장애로 혈액 순환이 안 좋아져서 그럴 수도 있고, 총 사격 등 아주 시끄러운 소리에 의해서 생기기도 합니다. 드물지만 청신경 종양이라고 하는 나쁜 병에 의해서 발생되기도 합니다(그림 9-1). 정확한 진찰과 검사를 통해 귀에 나쁜 병이 생긴 건 아닌지 확인하는 것이 매우 중요하고, 특히 MRI에서 내이와 중추 신경계의 병변을 발견할 수 있습니다. 바이러스 감염과 혈관 장애가 주된 발생기전으로 생각되지만, 대부분 나쁜 원인을 찾지 못하는 경우가 더 많아서 막연히 걱정할 필요는 없습니다.

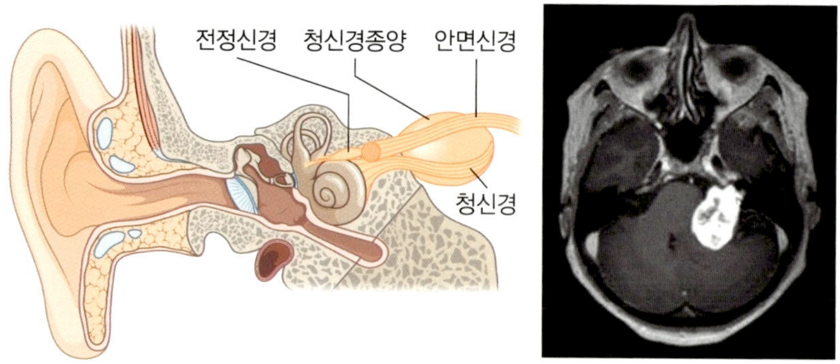

그림 9-1 돌발성 난청과 이명을 유발하는 청신경 종양의 모식도와 MRI 사진

갑자기 청력이 떨어지면서 이명이 생기면 어떤 검사를 받게 되나요?

우선 귀 내시경 진찰을 통해 고막이 정상인지 아닌지 판별을 받습니다. 꽉 막힌 귀지, 삼출성 중이염 등의 이유로 갑자기 잘 안 들리는 경우도 있으니 확인을 해야 합니다. 순음청력검사와 어음청력검사를 통해 난청의 종류와 심한 정도를 평가하고(그림 9-2), 이명도 검사를 통해 이명의 주파수와 강도를 조사합니다. 청력 검사에서 청력이 떨어진 정도가 심할수록 치료 결과가 좋지 않다고 알려져 있습니다.

돌발성 난청의 1~5%가 청신경 종양 때문에 발생되기 때문에 이에 대해 귀 MRI 검사를 시행합니다. 조영 증강 MRI는 청신경 종양을 진단하는 데 필요한 기본 검사이고, 선별 검사로 청성뇌간반응 검사를 실시하기도 합니다. 혈액 검사를 통해 바이러스 혈청 항체, 혈당, 갑상선 기능, 콜레스테롤 등을 확인합니다.

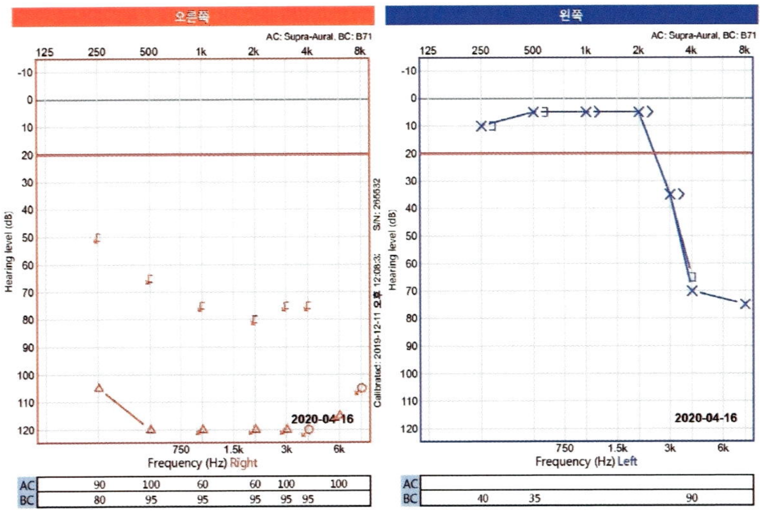

그림 9-2 우측 귀에 이명과 돌발성 난청이 발생한 환자의 순음청력검사 소견

돌발성 난청으로 생긴 이명은 빨리 치료를 받아야 하는 병인가요?

돌발성 난청은 조기 진단과 신속한 치료가 매우 중요한 질환입니다. 돌발성 난청이 발생한 후 치료의 시작 시기가 청력 회복의 예후에 큰 영향을 미치기 때문입니다. 늦어도 발생 2주 이내에는 치료를 시작하는 것이 결과가 좋으며, 치료의 시작 시기이 빠르면 빠를수록 치료 결과가 좋습니다. 당뇨병이나 간질환이 있는 분들은 경구 스테로이드제의 부작용에 대해 취약하므로 입원 치료가 필요할 수도 있으며, 입원이 어려운 경우에는 통원 치료를 통해서 치료받는 것도 가능합니다.

어떻게 치료해야 돌발성 난청과 이명이 회복되나요?

여러 가지 치료법들이 사용되지만, 스테로이드 요법이 그 치료 효과를 인정받는 대표적인 치료법입니다. 고용량의 경구 스테로이드제를 1~2주간 사용하는 방법이 주로 사용되며, 최근에는 주사기를 통해서 고막 내의 중이강에 스테로이드를 투여하는 고실 내 스테로이드 주입술도 많이 시행되고 있습니다(그림 9-3).

이 외에도 혈액순환 개선제, 신경 안정제, 항우울제, 혈관확장제, 항바이러스제, 이뇨제 등을 복합요법으로 사용할 수 있으며, 고압 산소요법이 시도되기도 합니다. 치료 시기에는 안정을 취하는 것이 필요하며 술과 담배를 금하고, 저염식, 고단백 식이를 권유합니다.

일반적으로 1/3의 환자는 정상 청력으로 완전한 회복을 보이고, 1/3의 환자는 청력이 개선은 되지만 정상으로의 회복은 되지 못하며, 1/3의 환자는 치료를 해도 청력의 호전이 없을 수 있습니다. 하지만,

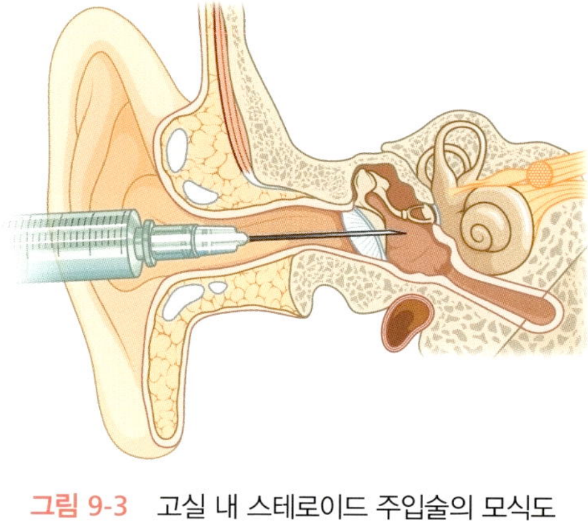

그림 9-3 고실 내 스테로이드 주입술의 모식도

치료를 하기 전에는 결과를 예측하기가 어려워 가능한 치료를 다 하는 것이 추천됩니다.

청력이 회복되지 않고 이명이 계속되면 어찌 하나요?

돌발성 난청과 이명이 발생한 후 2~3개월이 지나도 호전이 없을 경우에는 난청과 이명이 고정된 것으로 간주하여 청각 보조기구를 통한 청각 재활이나 이명에 대한 소리 치료를 고려해야 합니다. 청력이 어느 정도 남아있을 경우에는 보청기를 통한 청각 재활 방법을 고려해 볼 수 있습니다. 만일 청력이 거의 돌아오지 않아서 심한 난청이 남은 경우에는 일반적인 보청기의 착용은 어렵고, CROS 보청기라는 특수한 보청기를 착용하거나 이식형 골도 보청기 등의 도움을 받을 수 있습니다. 이는 난청이 있는 쪽 귀에서 들어오는 소리를 반대쪽의 정상 청력인 달팽이관을 통해서 듣게 하는 원리입니다. 또한 돌발성 난청이 회복되지 않고 고도난청 이상인 귀에 인공와우 이식술을 하면 양측 귀로 들을 수도 있습니다.

심한 이명이 지속되는 경우에는 이명재훈련치료로 증상을 완화시킬 수 있습니다. 이명재훈련치료는 상담 치료와 보청기-소리 발생기를 종합적으로 적용함으로써 환자 자신이 이명을 인식하지 못하게 하고 이명과 연관된 불쾌감 및 불안감을 덜어내도록 도와주는 치료법으로 자세한 내용은 본 책자의 "아무리 치료해도 이명이 안 없어지는데 좋은 해결책이 있나요?" 부분을 참조하기 바랍니다.

대표적인 환자의 예시

64세 여자 환자가 어제 아침부터 좌측 귀가 갑자기 잘 안 들리고, "삐-" 하는 소리가 하루 종일 들려서 근처 이비인후과를 방문하였습니다. 좌측 귀가 멍한 증상이 동반되었고, 귀의 통증, 진물, 어지럼증은 없었습니다. 기저 질환으로 고혈압과 당뇨가 있었습니다. 양측 고막은 정상이었고, 순음청력검사에서 좌측에 88 데시벨의 심한 감각신경성 난청이 확인되었으며, 우측 귀의 청력은 정상 범위였습니다.

대학병원으로 의뢰되어 스테로이드 치료 및 당뇨 조절을 위해 5일간 입원하였고, 2주 동안의 경구 스테로이드 요법과 4회의 고실 스테로이드 주입술을 시행 받았습니다. 측두골 MRI 검사 상 좌측 청신경 종양은 발견되지 않았으며, 당뇨와 고혈압은 내과 협진 하에 잘 조절되었습니다. 입원 5일째 순음청력검사 상 좌측 평균 45 데시벨로 부분적인 호전이 있었고, 퇴원 후 2개월 째 약간의 고주파 난청 이외에 대부분 정상 범위로 회복되었습니다(그림 9-4). 약간의 이명이 남아있었지만 일상 생활에 지장이 없을 만큼 개선되어 별다른 추가 치료 없이 1년마다 순음청력검사를 시행하면서 경과 관찰 하기로 하였습니다. 치료 후 3년 6개월이 지난 현재까지 재발이 없었고, 귀에 대해 특별한 문제 없이 잘 지내고 있습니다.

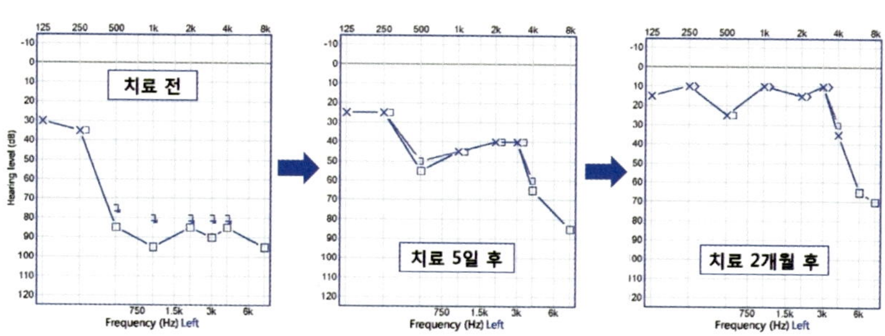

그림 9-4 돌발성 난청을 동반한 이명 환자의 치료 후 호전된 청력 검사 예시

TINNITUS

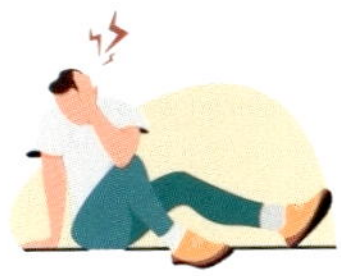

10

이명과 함께 빙글빙글 도는 어지럼증이 생기는 병은 무엇인가요?

울산대 박홍주

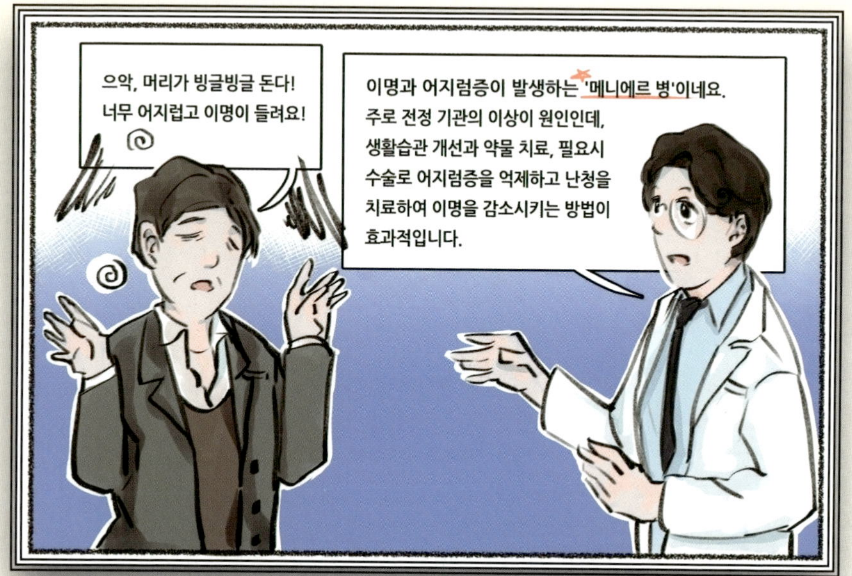

으악, 머리가 빙글빙글 돈다!
너무 어지럽고 이명이 들려요!
이명과 어지럼증이 발생하는 '메니에르 병'이네요.
주로 전정 기관의 이상이 원인인데,
생활습관 개선과 약물 치료, 필요시
수술로 어지럼증을 억제하고 난청을
치료하여 이명을 감소시키는 방법이
효과적입니다.

어느 날 특별한 원인 없이 한쪽 귀가 먹먹해지고 잘 안 들리면서 같은 쪽 귀에서 이명 소리가 나다가 갑자기 머리가 빙빙 도는 듯한 어지럼증이나 갑자기 균형을 못 잡는 어지러운 증상이 발생한다면 얼마나 황당할까요? 이러한 증상을 유발하는 가장 흔한 원인이 "메니에르병"이라고 하는데, 1861년 프랑스의 의사인 메니에르라는 사람이 처음으로 뇌의 문제가 아니라 귀에서 이러한 증상이 발생할 수 있음을 발표한 이후 이러한 이름을 가지게 되었습니다. 메니에르병은 귀의 내이기관(청각을 담당하는 달팽이관과 균형 감각을 담당하는 전정기관)에 문제가 생겨서 발생하는 질환의 하나입니다. 네덜란드 출신의 후기 인상주의화가로 유명한 빈센트 반 고흐도 뇌전증이나 정신병이 아닌 바로 이 메니에르병에 의한 심한 난청과 이명, 어지럼증으로 고생한 것으로 추정하기도 합니다. 이러한 메니에르병에서 이명이 갖는 의미와 치료 방법에 대해 알아보겠습니다.

메니에르병은 얼마나 흔한 질환인가요?

메니에르병은 귀 안에 있는 달팽이관과 전정기관의 손상에 의해 난청, 이명, 어지럼증이 동시에 발생하는 특이한 질환으로 1,000명당 약 1~2명 정도 발생하는 것으로 아주 흔한 질환은 아닙니다. 그렇지만 이러한 모든 증상이 초기부터 한꺼번에 다 발생하는 경우는 약 25%정도이며, 한두 가지의 증상을 보이는 메니에르병 의심 증후군의 경우는 매우 흔하게 관찰됩니다. 대부분의 환자들은 한쪽 귀에서만 증상이 발생하지만, 약 10~20%에서는 양쪽 귀에서 증상이 발생하기도 합니다. 보통 40대 이후에 많이 발생하며, 드물게 20대에서도 발생하기도 합니다.

메니에르병의 원인은?

메니에르병의 원인은 다양한 원인에 의해 발생하리라 생각되며, 내이 안에 있는 액체의 양이 많아져서 압력이 오르게 되어 달팽이관과 전정기관의 이상을 유발하는 것으로 알려져 있습니다. 따라서 발병 초기에 병원에 내원하셔서 전반적인 검사를 통하여 다양한 원인에 대한 검사를 하시는 것을 추천드립니다(그림 10-1).

메니에르병에서 어지럼증이 생기는 이유는?

어지럼증이 생기는 이유는 귀 안에 있는 전정기관의 이상에 의해 발생합니다. 전정기관은 3개의 반고리관과 2개의 이석기관으로 이루어져 있는데, 반고리관은 머리의 회전운동에 의해 둥그렇게 생긴 반고리관 안에 있는 액체가 움직이게 되어 머리의 회전을 감지하고, 이석기관은 머리를 좌우 또는 앞뒤로 기울이거나 선형가속운동(예를 들면 차를 타고 앞으로 진행하는 운동 등)을 하면 이석이라는 조그만 돌맹이가 중력

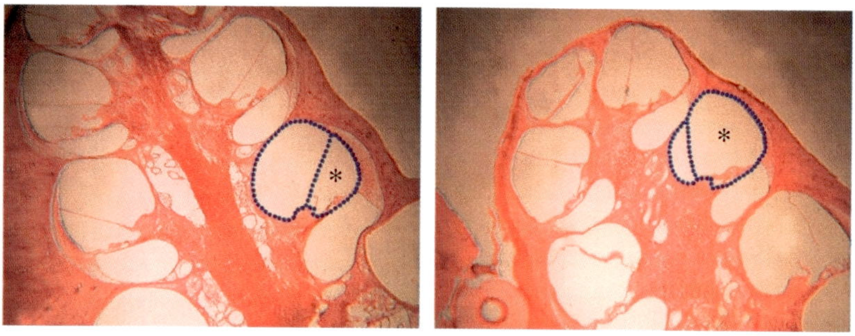

그림 10-1 메니에르병 동물 모델에서의 달팽이관의 조직학적 소견. 좌측에 있는 내림프액 공간이 팽창하게 되어 우측에 보이는 것처럼 부풀어 오른 소견을 보임.

에 의해 움직이게 되며 이러한 움직임을 감지하게 됩니다. 만일 이러한 전정기관에 문제가 발생한다면 실제로는 가만히 있더라도 전정기관이 잘못된 신호를 뇌에 보내게 되어 빙빙 돌거나 좌우로 기울어지거나 앞뒤로 쓰러지는 듯한 느낌과 한쪽으로 쏠리는 느낌 등이 발생할 수 있습니다.

메니에르병에서 이명이 생기는 이유는?

메니에르병 환자에서의 이명은 난청과 밀접한 관계가 있습니다. 메니에르병 환자는 초기에는 낮은 주파수의 난청이나 수평형의 난청이 주로 발견되며, 시간이 지남에 따라 고주파의 난청도 발생할 수 있습니다. 따라서 이명도 초기에는 저주파수의 음역대에서 발생하는 경우도 많고, 난청이 악화될 경우에 같이 악화되다가 감소하기도 하며, 점차 난청이 심화되면서 같이 이명도 커지고 지속되는 경향을 보입니다.

난청이 발생하여 잘못된 신호가 뇌의 청각중추로 들어가게 되어 이명이 발생하며, 또한 난청으로 인한 청각중추의 과도하거나 잘못된 보상기전에 의해서도 발생하는 것으로 생각됩니다. 메니에르병이 있는 귀 쪽에서만 이명이 발생할 수 있으나 반대쪽 귀에서도 난청이 진행되면 양쪽에서 다 이명이 발생할 수 있으며, 머리 한가운데에서도 이명소리가 날 수 있습니다(그림 10-2).

메니에르병에 의한 이명의 특징은?

초기에 이명의 주파수역대가 낮은 저음의 이명이 들리는 경우가 있으나, 대부분 시간이 지남에 따라 다양한 주파수 영역에서의 이명이

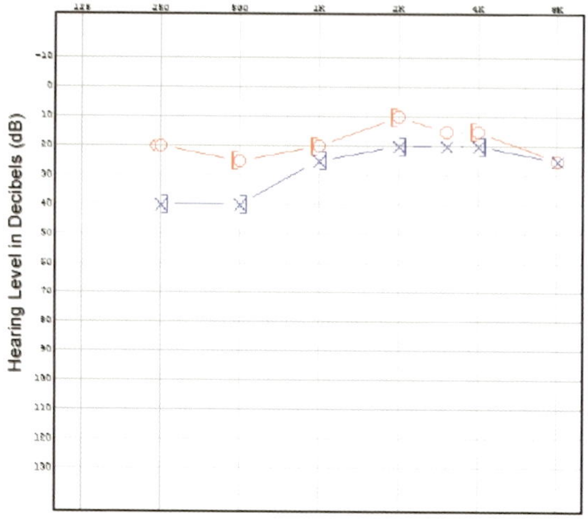

그림 10-2 좌측 귀에 이명과 난청이 발생한 메니에르병 환자의 순음청력검사 소견. 빨간색 기호가 우측 청력을 나타내고 파란색이 좌측 청력을 나타냄. 저주파(250, 500 Hz)에서의 청력역치는 우측 20, 25 dB HL로 정상인 데 반해, 좌측의 역치는 둘다 40 dB HL로 비정상적으로 높음. 청력역치는 숫자가 클수록 난청의 정도가 커짐을 의미함.

발생하게 됩니다. 대부분 병변이 있는 한쪽에서 이명이 발생하지만, 약 20% 정도에서 양쪽에서 이명이 들리기도 합니다. 삼분의 일 정도에서는 이명이 크게 들리지 않아 크게 불편함을 호소하지 않으나, 약 30%에서는 이명이 매우 크게 들려서 일상생활에 지장을 느낄 수 있습니다. 심한 어지럼증과 난청이 동반될 경우 보다 심한 이명을 느끼게 되는 경우가 많습니다.

메니에르병에서 어지럼증과 이명의 예방법은?

이명은 난청이 악화될수록 더 커지고 불편해지는 경향을 보이기 때문에 이러한 메니에르병 증상의 발생 자체를 줄이는 예방이 중요합니다. 예방을 위한 방법으로는 첫 번째로 생활습관의 변화입니다. 술이나 담배는 절대 금지하여야 하며, 특히 염분이 많은 짠 음식을 삼가하고, 많은 수분을 섭취하는 것이 추천되며, 커피나 녹차 등의 카페인의 섭취도 가급적 금지하는 것이 좋습니다. 예방약물로서는 내이의 혈액순환을 잘 되도록 유도하여 내이 기능의 호전을 빠르게 하는 약물이나 내이의 압력을 낮추기 위해 소금 성분을 몸에서 배출하도록 작용하는 이뇨제를 예방약으로 사용되고 있습니다.

메니에르병에서 어지럼증의 치료는?

생활습관의 변화와 예방적 약물치료에도 불구하고 어지럼증이 반복될 경우에는 급성 증상을 경감하기 위한 신경안정제가 필요하며, 장기적으로 이러한 증상의 반복을 억제하기 위한 치료법이 있습니다. 일차적으로 가장 많이 사용하는 치료법으로 어지럼증 발작을 줄이기 위해 중이강 내에 스테로이드를 주사하여 내이에 약물이 간접적으로 흡수되도록 하는 치료법이 있습니다. 스테로이드의 강력한 항염증작용에 의해 내이에서의 손상이 줄어들 것을 기대하는 것입니다. 심한 난청과 어지럼증이 동반될 경우에는 고용량의 스테로이드를 복용하기도 합니다.

이미 청력이 많이 소실되어 보청기가 별로 도움이 안 될 정도인 환자에서 예방적 약물치료가 효과가 없는 경우에는 내이에 독성 효과를 주는 젠타마이신이라는 약물을 주입하여 전정기관의 손상을 유발함으로써 더 이상의 어지럼증이 발생하지 않게 하는 치료법도 사용됩니다.

중이강 내 주입하는 스테로이드와 시술 방법이 동일한 이 시술은 외래에서 간단하게 시술할 수 있는 장점 때문에 입원하여 수술하는 과거의 방법을 많이 대체하게 되었습니다.

입원하여 시행하는 전통적인 수술적인 방법으로는 청력이 정상인 환자의 경우 내이감압술이라는 수술을 통해 내이의 증가된 압력에 의한 증상의 발현을 막을 수 있는 수술법이 있으며, 청력이 정상인 환자에서 다른 치료법이 효과가 없는 환자의 경우에는 아주 드물게 전신마취하에 전정신경만을 절단하는 전정신경절제술을 시행하기도 합니다. 청력이 비정상인 환자에서 중이강내 젠타마이신 주입술을 시행해도 효과가 없는 환자의 경우에는 미로절제술이라고 달팽이관과 전정기관을 모두 제거하여 어지럼을 더 이상 느끼지 못하게 하는 수술법 등 다양한 방법이 있습니다. 청력의 정도와 어지럼증의 재발 정도 등 환자의 상태에 따라 적절한 여러 가지 수술법이 있으니 의료진과의 상담을 통해 최선의 치료법을 선택하시기를 추천합니다(그림 10-3).

메니에르병에서 이명의 치료는?

예방을 통해 난청의 악화를 방지하는 것이 가장 중요한 치료법이므로 난청이 발생한 초기에 바로 스테로이드 약물을 먹거나 귀에 주사를 하는 등의 '돌발성 난청'에 준하는 치료를 즉각적으로 시작해야 합니다. 하지만, 반복적인 발작에 의해 이미 난청이 발생하여 이명이 동반된 경우에는 난청을 돌이킬 수 없는 경우가 대부분이기 때문에 이 경우에는 일반적인 이명의 치료법과 동일하다고 볼 수 있습니다.

난청의 정도가 심하지 않은 경우에는 주변의 음악 등 소음을 이용한 외부환경음을 이용하여 자연스럽게 이명을 감지하게 못하게 하

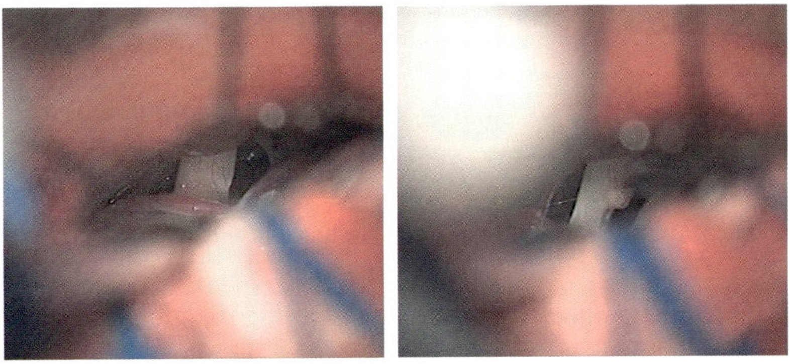

그림 10-3 전정신경절제술.

심한 어지럼증이 재발하지만, 청력이 정상인 환자에서 예방적 약물요법, 고실내 스테로이드 주사 등에 의해서도 증상이 호전되지 않은 환자에서 시행한 전정신경절제술. 청각을 담당하는 청신경을 잘 보존하면서 전정신경만을 절단하여 어지럼증을 더 이상 느끼지 못하도록 하는 시술임.

는 방법을 사용할 수 있으며, 난청에 의해 다른 사람의 말을 잘 못 알아들을 정도인 경우에는 보청기를 이용하여 소리를 잘 듣게 되면 청력개선과 함께 주변 소음도 더 잘 듣게 되어 이명의 자각을 없앨 수 있습니다. 난청의 정도가 너무 커서 보청기를 사용해도 청력개선에 도움이 안 될 정도로 심한 난청이 있을 경우에는 인공와우 수술을 통해 청력개선을 얻을 수 있으며, 이 경우 이명도 소실되거나 감소하는 등의 좋은 결과를 보입니다.

이 밖에도 심한 이명이 지속되는 경우에는 이명재훈련치료로 증상을 완화시킬 수 있습니다. 이명재훈련치료는 상담 치료와 보청기-소리발생기를 종합적으로 적용함으로써 환자 자신이 이명을 인식하지 못하게 하고 이명과 연관된 불쾌감 및 불안감을 덜어내도록 도와주는 치료법으로 자세한 내용은 본 책자의 "아무리 치료해도 이명이 안 없어지는데 좋은 해결책이 있나요?" 부분을 참조하기 바랍니다.

TINNITUS

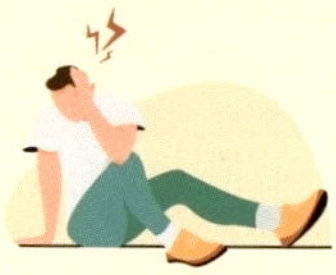

TINNITUS

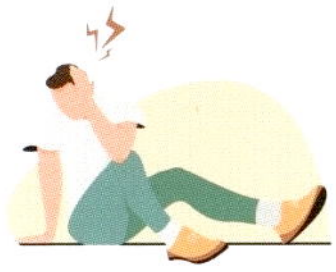

11

심장 박동 소리처럼 두근두근 소리가 나는 이명은 무엇 때문인가요?

서울대 송재진

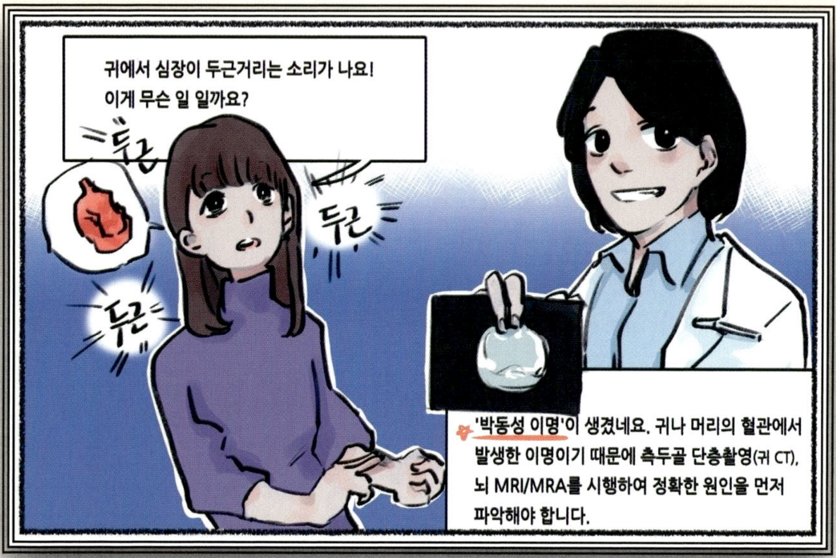
귀에서 심장이 두근거리는 소리가 나요!
이게 무슨 일 일까요?
두근
두근
두근
'박동성 이명'이 생겼네요. 귀나 머리의 혈관에서 발생한 이명이기 때문에 측두골 단층촬영(귀 CT), 뇌 MRI/MRA를 시행하여 정확한 원인을 먼저 파악해야 합니다.

한쪽 귀에서 심장 박동 소리와 같은 두근거리는 소리가 나고, 자세나 머리 움직임에 따라 소리가 더 커지거나 작아지고, 손목에서 맥박을 짚어보니 맥박과 박자가 일치하는 이명을 '박동성 이명'이라고 합니다. 이러한 박동성 이명은 특히 심장 박동과 같은 소리가 귀에서 들리기 때문에 공포심을 느끼기 쉽고, 누웠을 때나 특정 방향으로 고개를 돌렸을 때 더 커져서 잠을 청하는 데도 방해가 되는 경우가 많습니다. 이러한 박동성 이명이 왜 생기고, 어떤 특징이 있고, 어떻게 진단받고 치료받아야 하는지 알아보도록 하겠습니다.

박동성 이명은 왜 생기는 걸까요?

박동성 이명은 귀 근처, 혹은 머리 속의 큰 혈관에서 비롯됩니다. 주로 귀 주변의 큰 정맥(머리에서 심장으로 가는 혈관)이 한 쪽이 비대칭적으로 큰 경우에 시간이 경과하면서 이 정맥을 둘러싸고 있는 뼈가 얇아지거나 일부가 결손이 생기게 되고, 그러면 이 혈관을 지나가는 피의 흐름에 와류(소용돌이치는 흐름)가 발생하고, 이 와류에 의해 발생한 소리가 귀에서 감지되면서 맥박 소리를 느끼게 됩니다(그림 11-1). 동맥(심장에서 머리로 가는 혈관)에 의한 박동이나 동정맥루(동맥과 정맥의 잘못된 교통)에 의해서도 박동성 이명이 발생할 수 있으며, 주로 정맥이나 동맥에서 기원하는 박동성 이명은 좀 더 저주파의 낮은 소리로 느껴지는 반면, 동정맥루에 의해 발생하는 박동성 이명은 좀 더 고주파의 높은 소리로 느껴집니다. 소리가 나는 쪽 혹은 반대쪽으로 고개를 돌릴 때 소리가 커지거나 작아지는 것, 배에 힘을 주거나 무거운 물건을 들 때 소리 크기가 변하는 것 등도 박동성 이명을 겪는 환자분들이 흔히 호소하는 증상입니다. 이외에도 혈관의 구조에는 문제가 전혀 없으나 '두개

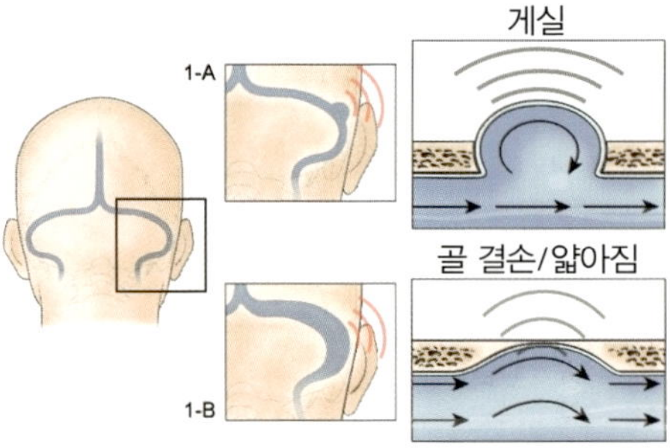

그림 11-1 S상 정맥동이라는 두개골 내 정맥에서 발생하는 박동성 이명의 예시

내 고혈압'이라고 해서 머릿속 혈압이 증가해서 맥박소리가 귀로 전달되어 들리는 경우도 있고, 반고리관의 뼈에 결손이 있는 경우에도 박동성 이명이 들리기도 합니다.

박동성 이명이 생기면 어떤 검사를 받게 되나요?

우선 전문의의 귀 내시경 진찰을 통해 고막이 정상인지 아닌지 판별을 받습니다. 고막 안에 혈관성 종양이나 정상적으로 노출되지 않아야 할 큰 혈관들이 노출되어 박동성 이명이 발생하는 경우가 있기 때문입니다. 순음청력검사와 어음청력검사를 시행하면 박동성 이명 증상이 심한 환자의 경우 이명이 들리는 쪽 청력이 특히 저음 쪽에서 감소되어 있는 경우를 볼 수 있는데, 이는 실제로 청력이 떨어진 것이 아니고 박동성 이명음이 주로 저주파음이다보니 저주파음에 대한 청력검사를 할 때 작은 소리는 박동성 이명음이 가려서 방해를 하기 때문입니다(그림 11-2).

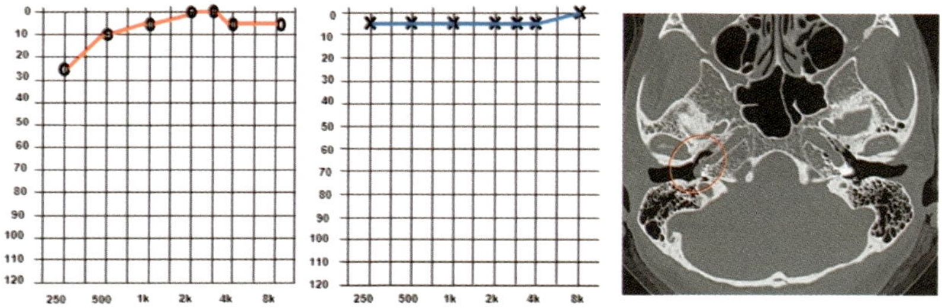

그림 11-2 (좌) 우측 귀에 박동성 이명이 발생하여 저음 청력이 감소된 것처럼 보이는 환자, (우) 환자의 박동성 이명의 원인이 된 고막 내 이상 혈관(동맥)

박동성 이명은 정맥의 문제로 생기는 경우가 가장 많기 때문에, 측두골 단층촬영(CT)이라는 검사를 기본적으로 실시하게 되며, 혹시 있을 수 있는 동맥의 문제를 확인하기 위해 두부 MRI+MRA(MRI로 혈관을 보는 검사)를 시행하는 경우가 많습니다. 또한 정확한 원인을 파악하기 위해 드물게 뇌혈관 조영술이라는 검사를 시행하기도 합니다.

박동성 이명은 꼭 치료해야 하나요?

가장 중요한 것은 원인이 무엇인지 파악하는 것입니다. 많은 경우 수개월 정도 경과를 지켜보면 박동성 이명이 작아지거나 소실되는 경우도 있기 때문에, 증상이 발생했다고 해서 바로 수술이나 시술을 고려하지는 않습니다. 그러나 중요한 원인질환, 가령 뇌 내의 동정맥루와 같은 경우는 방치하면 나중에 큰 문제가 되는 경우가 있고, 원인이 될 것으로 보이는 혈관이 있는지를 확인해야 수술을 할지, 약물 치료를 먼저 시도할지, 혹은 경과를 관찰하기만 할지를 정할 수 있기 때문에, 박동성 이명 증상이 수 주 이상 지속된다면 반드시 이비인후과 전문의를 찾아 상담을 받고, 필요한 검사를 해야 합니다.

박동성 이명은 어떻게 치료하나요?

영상 검사에서 특별한 혈관의 이상이 발견되지 않는 경우도 상당수 있습니다. 이런 경우에는 자연 소실될 가능성도 있기 때문에 적어도 수 개월은 경과를 관찰하는 것이 필요하고, 증상이 소실되지 않고 계속 불편한 경우 진단 과정을 통해 두개내 고혈압 등의 진단이 의심되면, 뇌압을 낮춰서 증상을 호전시킬 목적으로 일시적 혹은 장기간 이뇨제를 사용하기도 합니다. 혈관 이상 중 가장 흔한 'S상 정맥동' 이나 '경정맥구' 라는 귀 근처에 있는 큰 정맥에 이상이 있는 경우 이러한 확실한 원인 부위가 의심되는 경우 점점 증상이 심해지는 경우가 많기 때문에 이비인후과적 수술을 통해 뼈에 덮여 있지 않거나 뼈가 얇아져 와류가 발생할 것으로 의심되는 부위를 보강해 주면 증상이 완전 소실 혹은 크게 좋아지는 경우가 많습니다(그림 11-3). 또한 동맥과 정맥에 비정상적인 교통이 생겨 발생하는 동정맥루는 점점 그 크기가 커지고 복잡한 연결이 생기면서 장기적으로는 뇌출혈 등의 위험성도 발생하기 때문에 반드시 진단하면 치료해야 하며, 대개 수술보다는 혈관전문 신경외과의와 협진을 통해 혈관 내로 접근해서 동맥과 정맥의 교통을 차단하는 혈관내 시술로 완치 혹은 증상의 큰 호전을 얻을 수 있는 경우가 많습니다.

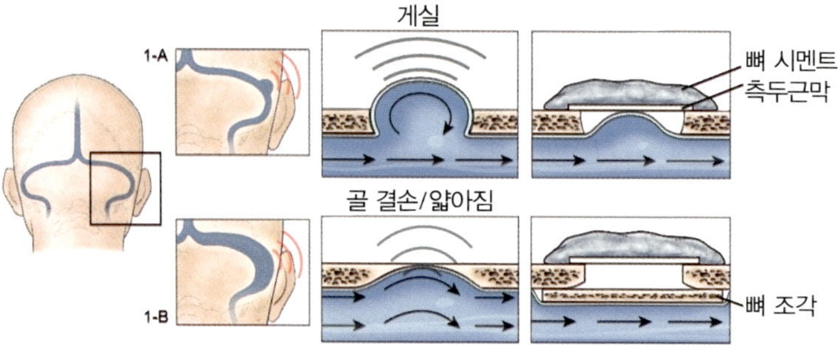

그림 11-3 귀 주변 정맥의 문제로 발생한 박동성 이명의 수술적 치료 모식도

대표적인 환자의 예시

50세 여자 환자가 6개월된 우측 박동성 이명으로 내원하였습니다. 환자는 검진 상 고개를 우측으로 돌리면 소리가 줄고, 좌측으로 돌리면 소리가 증가함을 호소하였고, 순음청력검사 상 우측 저주파에 난청 소견을 보였습니다. 측두골 단층촬영 상 우측 S상 정맥동에 게실(혈관의 일부가 얇아지면서 외측으로 튀어나오는 현상)이 관찰되고, 정맥동을 둘러싼 뼈에 일부 결손이 있는 것을 확인하였습니다. S상 정맥동 게실이 박동성 이명의 원인임을 진단하고 수술을 통해 정맥동 게실을 노출하여 잘 복구하고, 뼈의 결손 부위는 뼈시멘트를 사용해 손상을 복구하였으며, 수술 직후 병실에서 박동성 이명이 소실된 것을 확인할 수 있었습니다. 이후 수술 후 2년까지 추적관찰 상 환자의 증상이 재발하지 않고, 측두골 단층촬영 상 결손부위가 뼈시멘트로 잘 덮여 있는 것을 확인하여, 특별한 문제 없이 치료는 잘 종료되었습니다(그림 11-4).

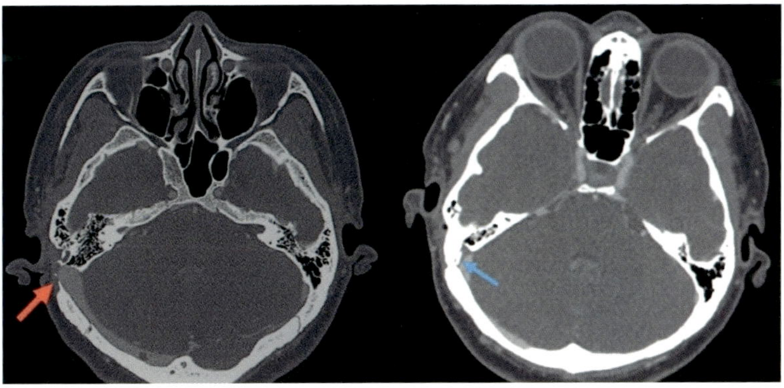

그림 11-4 박동성 이명의 원인이 된 S상 정맥동의 게실(좌) 및 수술 후 게실이 잘 복구되고 뼈시멘트로 덮여 있는 모습(우)

TINNITUS

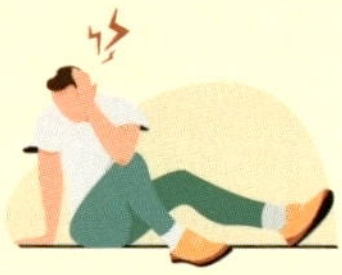

TINNITUS

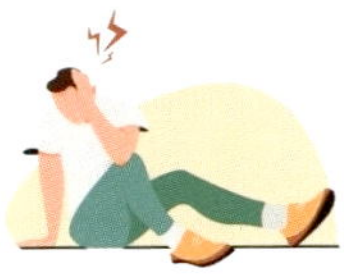

12

딱딱 소리, 두두둑 소리는 왜 나는 걸까요?

울산대 박정미

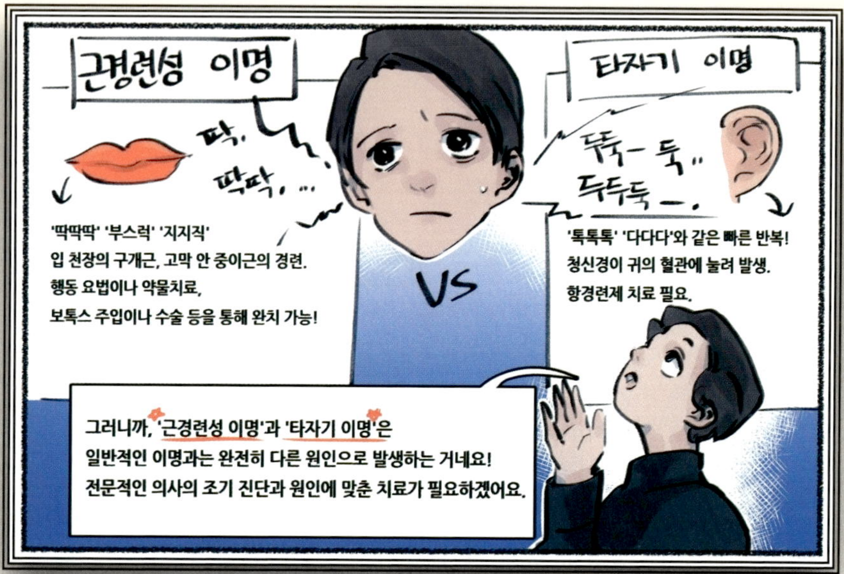

근경련성 이명
딱, 딱딱, …
'딱딱딱' '부스럭' '지지직'
입 천장의 구개근, 고막 안 중이근의 경련.
행동 요법이나 약물치료,
보톡스 주입이나 수술 등을 통해 완치 가능!
VS
타자기 이명
두둑- 둑.. 두두둑-.
'톡톡톡' '다다다'와 같은 빠른 반복!
청신경이 귀의 혈관에 눌려 발생.
항경련제 치료 필요.
그러니까, '근경련성 이명'과 '타자기 이명'은
일반적인 이명과는 완전히 다른 원인으로 발생하는 거네요!
전문적인 의사의 조기 진단과 원인에 맞춘 치료가 필요하겠어요.

일반적으로 이명은 '삐-', '윙-', '쏴아-' 혹은 매미소리, 물소리, 기계소리 등의 연속적인 음으로 자주 표현되는데, 이와는 다르게 비연속적이며 반복적인 '딱딱' 또는 '두두둑' 소리가 귀 또는 머리에서 들리는 이명 환자들도 있습니다. 이러한 특별한 소리는 입천장 또는 고막 안쪽에 위치한 근육의 떨림으로 인해 발생하는 "근경련성 이명"이나 뇌신경이 혈관에 눌려 발생하는 "타자기 이명"이 그 원인이 될 수 있습니다. 근경련성 이명과 타자기 이명은 일반적인 감각신경성 이명과 어떻게 다르며 왜 생기는지, 또 어떻게 진단하며 치료하는지 알아보도록 하겠습니다.

근경련성 이명은 무엇이고 왜 생기는 걸까요?

근육의 떨림으로 발생하는 이명인 근경련성 이명은 '구개근경련성 이명'과 '중이근경련성 이명' 두 가지로 나뉩니다.

먼저, 구개근경련성 이명은 입천장에 있는 근육인 '구개근'이 경련하며 발생하는 이명입니다. 이러한 구개근에는 귀 안의 압력을 조절하는 이관(유스타키오관)에 관여하는 근육들인 입천장긴장근(구개범장근)과 귀(이)관인두근, 입천장의 움직임에 관여하는 입천장올림근(구개범거근)과 입천장인두근(구개인두근) 등이 있습니다(그림 12-1). 구개근경련은 그 원인에 따라 뇌졸중, 다발성 경화증, 퇴행성 뇌 질환 등으로 인해 이차적으로 발생하는 "증상성 구개근경련"과 특별한 원인이 없는 "본태성 구개근경련"으로 나뉩니다. 증상성 구개근경련은 중년 이후에서, 남자가 여자보다 2배 정도 흔하게 발생하는 것으로 알려져 있고, 본태성 구개근경련의 경우 평균 20대에 발생하고 소아에서도 비교적 흔하며, 남

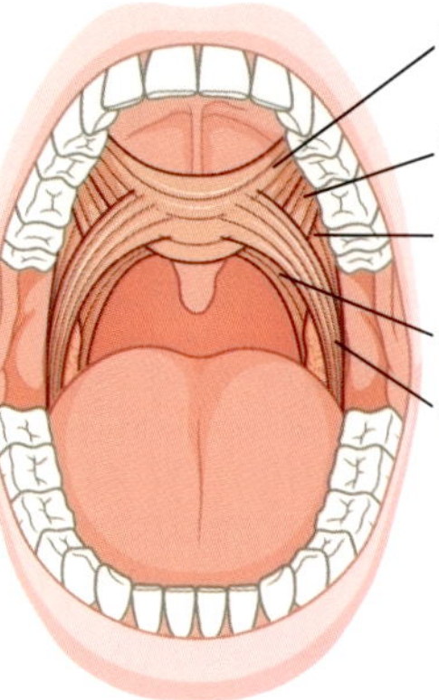

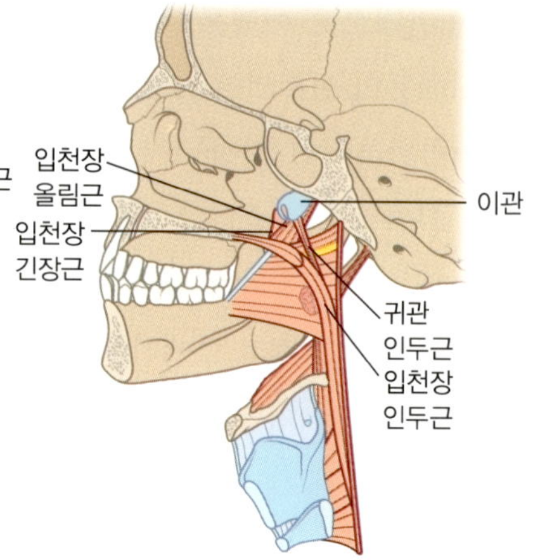

그림 12-1 구개근의 구강 및 인두 내 위치

녀 발생비는 동일하다고 알려져 있습니다. 구개근경련성 이명이 있는 사람은 구개근이 움직이면서 발생하는 파열음인 '딱딱딱' 소리를 비교적 큰 클릭음으로 듣게 됩니다. 본인의 의도대로 구개근을 움직일 수 있는 사람은 침을 삼키거나 입 천장에 강하게 힘을 줄 때마다 '딱딱딱' 소리가 들릴 수 있으나, 나의 의도와는 상관없이 구개근이 스스로 경련하여 소리를 내는 경우도 있습니다.

근경련성 이명의 또 다른 형태는 "중이근경련성 이명"으로, 이것은 고막 안쪽에 있는 근육인 '중이근'이 경련하면서 발생하는 이명입니다. 우리 귀 내부에는 소리를 전달해주는 3개의 귀속뼈(이소골)가 있는데, 이 중 고막에 붙어 있는 첫 번째 뼈인 망치뼈(추골)에는 고막의 긴장을 조절하는 근육인 '고막긴장근'이 붙어있고, 달팽이관에 연결되어 있는 세번째 뼈인 등자뼈(등골)에는 갑자기 큰 소리가 귀로 전달되었을 때 청력 손상을 예방하는 '등골근'이 있습니다(그림 12-2). 중이근경련성 이명은 이 두 개의 근육 중에 한 가지 또는 두 가지 모두가 경련하면서 발

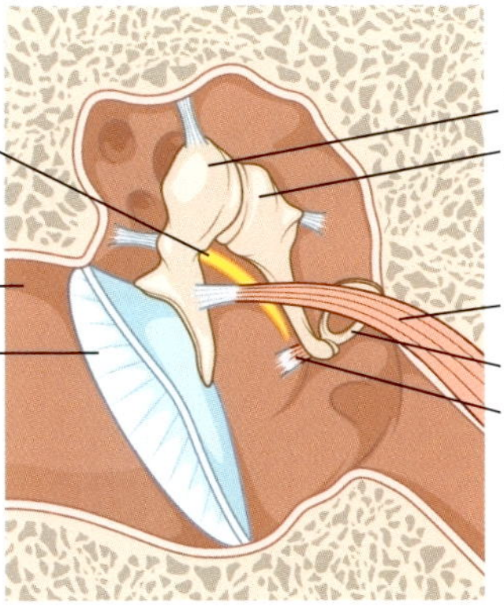

그림 12-2 중이 내 두 중이근(고막긴장근, 등골근)의 위치

생합니다. 중이근경련성 이명 환자는 근육 떨림에 따라 다양한 소리를 호소할 수 있는데, 일반적으로 고막긴장근이 경련할 경우 '두두둑' 하는 소리를, 등골근에 의한 경우에는 '지지직', '부스럭'으로 표현되는 소리를 들을 수 있다고 알려져 있습니다.

근경련성 이명은 어떻게 진단하나요?

근경련성 이명은 일반적인 감각신경성 이명과는 다른 양상의 소리를 호소하는 것이 특징이기 때문에, 이비인후과 의사의 전문적인 진료 하에 철저한 병력 청취가 진단에 필수적이라 볼 수 있습니다. 근경련성 이명은 환자만 들을 수 있는 감각신경성 이명과는 다르게 타인도 함께 소리를 들을 수 있는 타각적 이명의 한 종류이기 때문에, 신체검사 시에 검사자의 귀와 환자의 귀를 연결하게 해주는 토인비 튜브나 청진기가 사용될 수 있습니다. 다음에는 근경련성 이명을 유발하는 근육의 위치를 확인하기 위해 환자의 구개와 구강, 인두를 확인하고 현미경 하 고막 검사 또는 이내시경 검사에서 고막의 떨림이 있는지를 확인하게 됩니다. 감각신경성 이명을 배제하고 중이근의 피로도를 확인하기 위해 정밀청력검사를 하기도 합니다. 때에 따라서는 뇌 질환으로 인한 이차성 근경련성 이명을 배제하기 위해 뇌 자기공명영상검사(MRI)가 필요한 경우도 있습니다.

근경련성 이명은 어떻게 치료하나요?

구개근경련성 이명으로 진단되었다면 이명의 원인을 인지하고 이를 회피하는 행동요법을 통해 증상이 좋아질 수 있습니다. 특히 소아에서는 의도적으로 구개근을 움직여 구개근의 경련이 일어나는 경우가 많아, 이러한 습관을 교정하도록 교육하면 행동요법만으로도 완치를 기대할 수 있습니다. 중이근경련성 이명의 경우에는 큰 소리나 높은 음의 소음 등이 이명을 유발시킬 수 있으므로, 이명을 유발시키는 원인 인자를 찾고 이를 피하는 것이 우선입니다. 약 1개월에서 3개월간의 행동요법에도 큰 호전을 보이지 않는 환자들은 근이완제, 항불안제, 항경련제 등의 약물치료를 할 수 있는데, 두 가지 형태의 근경련성 이명 모두 약물치료에 비교적 잘 반응하는 것으로 보고되고 있습니다. 수 개월의 약물치료에도 반응하지 않는 난치성 근경련성 이명은 시술 또는 수술적 치료가 필요할 수 있습니다. 구개근경련성 이명의 경우 보톡스(보툴리눔 독소) 주사 치료로 완치를 기대할 수 있으며, 중이근경련성 이명의 경우 이명을 유발하는 중이 내 근육을 미세수술 가위나 레이저를 이용하여 자르는 '중이근건 절제술'로 완치될 수 있습니다.

타자기 이명은 무엇이고 왜 생기는 걸까요?

이번에는 “타자기 이명”에 대해 알아보도록 하겠습니다.

타자기 이명은 근경련성 이명과 발생하는 원인은 완전히 다릅니다. 타자기 이명이 있는 환자는 감각신경성 이명이나 근경련성 이명보다는 비교적 짧은 시간 동안 이명이 들리며, 타자기 또는 키보드를 누를 때 나는 소리와 비슷하게 ‘톡톡톡톡’, ‘다다다다’로 표현되는 빠른 스타카토 소리가 반복적으로 들릴 수 있습니다. 이러한 이명은 제 8번 뇌신경의 한 분지인 달팽이신경(청신경)이 내이도 내의 혈관에 의해 눌려 발생하는 것으로(그림 12-3), 혈류가 혈관을 통과하면서 청신경을 순간적으로 압박하여 발생하게 되는 것 입니다. 따라서 신경이 압박되기 쉬운 자세인 고개를 숙인 자세 또는 누워있는 자세에서 소리가 유발되거나 강해질 수 있습니다. 혈관이 제8번 뇌신경의 또 다른 분지인 안뜰신경(전정신경)이나 제7번 뇌신경인 안면신경을 같이 압박할 경우 발작적

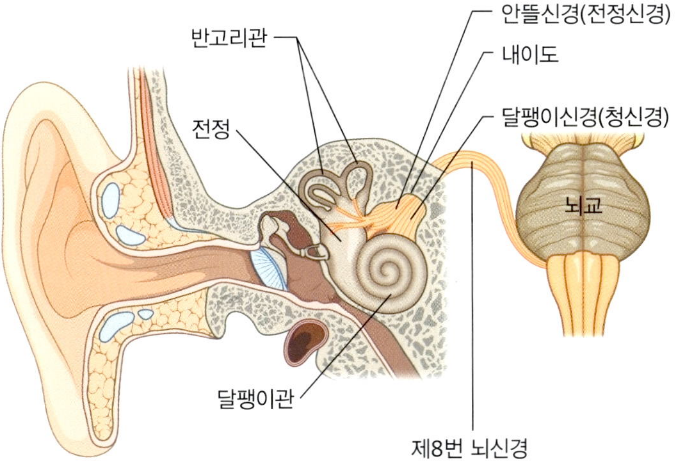

그림 12-3 내이도 내의 제8번 뇌신경의 모식도

어지럼증이나 안면 떨림이 이명과 함께 나타날 수 있습니다.

타자기 이명은 어떻게 진단하나요?

타자기 이명은 일반적인 이명과는 다른 임상 양상을 보이기 때문에 환자의 병력 청취가 진단에 가장 중요합니다. 또한 타자기 이명은 이명 소리의 양상이 비슷한 박동성 이명, 근경련성 이명 등으로 오인될 수 있기 때문에 경험 많은 이비인후과 의사의 전문적인 판단이 진단에 필수적이라고 볼 수 있습니다. 객관적 검사로는 혈관 압박으로 인한 달팽이신경의 기능 장애를 확인하기 위해 청력검사를 시행하고, 청성뇌간유발반응검사(ABR)를 시행하여 신경 신호의 파형 지연과 진폭 감소가 있는지를 확인합니다. 마지막으로 측두골 자기공명영상검사(MRI)로 내이도 내의 제8번 뇌신경이 혈관과 접촉하고 있는지를 확인하게 되는데, 자기공명영상검사만으로는 혈관이 신경에 가하는 압박의 정도를 알 수는 없어 임상 양상에 따른 진단이 우선이 되고 영상 소견은 보조적으로 사용되고 있습니다.

타자기 이명은 치료할 수 있나요?

타자기 이명은 저용량 항경련제에 잘 반응하기 때문에 정확하게 진단이 되어 약물이 투여되었을 경우 증상의 호전 및 완치를 기대할 수 있습니다. 다만 항경련제의 종류에 따라 졸림, 구역 및 구토, 백혈구감소증, 빈혈 등의 부작용이 발생할 수 있어 투여 전 전신 상태를 확인하기 위한 혈액검사가 필요할 수 있습니다. 약물치료에 잘 반응하지 않거나 약물에 부작용이 있는 경우에는 신경외과 협진 하에 미세혈관

감압술을 시도해볼 수 있습니다. 그러나 4년 이상 지속된 타자기 이명의 경우 오랜 기간 지속된 신경 압박으로 달팽이신경에 변형이 일어나 치료효과가 다소 적을 수 있습니다.

근경련성 이명과 타자기 이명은 일반적인 감각신경성 이명과는 완전히 다른 원인으로 비롯된 이명이기에, 그 어떠한 이명보다도 이비인후과 의사의 전문적인 판단에 따른 조기 진단과 발생 원인에 맞춘 개인별 치료가 중요하다고 볼 수 있겠습니다.

대표적인 환자의 예시

1. 구개근경련성 이명 환자

24세 여자 환자가 수년 전부터 양측 귀에 '딱딱'으로 표현되는 소리가 들려 이비인후과에 내원하였습니다. 환자는 난청이나 귀의 먹먹함, 통증 등 다른 귀에 관련한 문제는 전혀 없었고, 진찰 상에서도 양측 외이도와 고막은 정상이었습니다. 환자가 입천장에 힘을 줄 때에 소리가 더 크게 나는 것 같다고 하여 환자에게 소리가 나도록 입천장에 힘을 주도록 하고 구강 및 인두를 내시경으로 확인하자, 양측 이관 가까이에 위치한 구개근들이 여러 번 수축하며 이명이 발생하는 것을 확인할 수 있었습니다. 환자에게 이명의 원인을 알려주고 습관적으로 입천장 근육을 움직이지 않도록 권고하였으나, 1개월 간의 회피 행동요법에도 환자의 증상은 비슷하였습니다. 이후 환자는 근이완제와 항불안제를 복용하게 되며 증상에 많은 호전을 보였으나, 3개월간의 약물치료에도 약간의 이명이 남아 있어 보톡스 주사요법을 받게 되었습니다(그림 12-4). 환자는 보톡스 주사 후 약간의 비음이 생겼다고 하였으

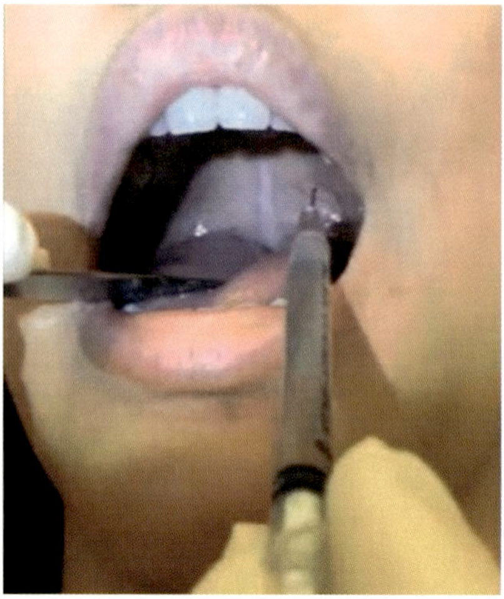

그림 12-4 구개근경련성 이명의 보톡스 주사치료

나 비음은 1주일 후에 완전히 사라졌으며, 주사 3일째부터 이명이 전혀 들리지 않는다고 하였습니다. 환자는 단 1회의 주사치료에도 잘 반응하여 추가적인 치료 없이 잘 지내고 있습니다.

2. 중이근경련성 이명 환자

44세 남자 환자가 수 년전부터 지속적이지는 않으나 수시로 '두두둑', '지지직'으로 표현되는 소리가 우측 귀에서 들려 이비인후과에 내원하였습니다. 환자는 귀 먹먹함이나 통증은 없으나 큰 소리를 들으면 우측 고막이 움직이는 느낌이 있다고 하였습니다. 환자의 우측 고막을 이내시경으로 관찰하며 큰 박수소리를 들려주니 고막의 일부가 안팎으로 움직이는 것이 확인되었습니다. 환자의 기본 청력검사에서 청각에는 특이 소견이 없었으나, 임피던스 청력검사에서 좌측과는 다르게 우측의 고막 피로도가 증가되어 있었고, 톱니바퀴 모양의 파형이 확인

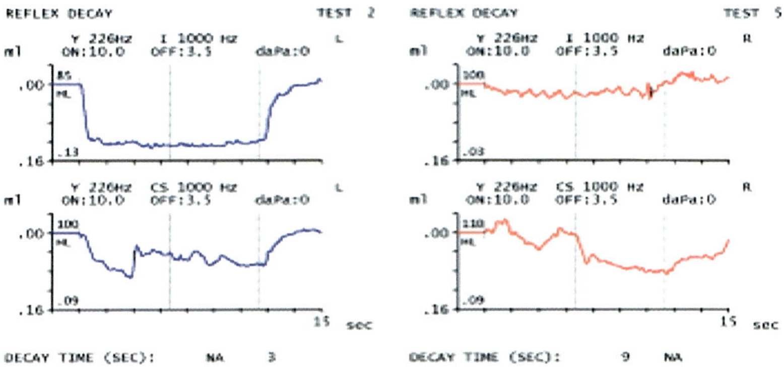

그림 12-5 우측 중이근경련성 이명에서 관찰되는 임피던스 청력검사 결과(빨간색)

되었습니다(그림 12-5). 환자에게 큰 소리를 되도록 피하고 근이완제와 항경련제를 약 3개월간 사용하도록 하였습니다. 환자는 약물치료 후 증상이 많이 개선되었으나, 업무적으로 큰 소리를 계속 피하기 어려워 완치를 기대할 수 있는 중이근절제술을 선택하게 되었습니다. 국소마취 하에 레이저를 이용하여 두 가지의 중이근을 모두 절제하는 수술을 받은 후 1달 뒤에 환자의 증상은 완전히 사라졌으며, 현재까지 특별한 부작용 없이 잘 지내고 있습니다.

3. 타자기 이명 환자

62세 여자 환자가 1주일 전부터 우측 귀에서 '다다다닥'으로 표현되는 소리가 들려 이비인후과에 내원하였습니다. 환자는 특별한 기저질환이 없었고, 앉아있을 때에는 괜찮지만 누워있을 때에는 우측 귀에 수 십초간 같은 소리가 반복하여 들리며 이 때 우측 입꼬리도 같이 움찔거린다고 하였습니다. 환자의 청력검사에서 우측 청력이 좌측 청력보다 저하되어 있었으며, 청성뇌간반응검사(ABR)에서는 우측 귀의

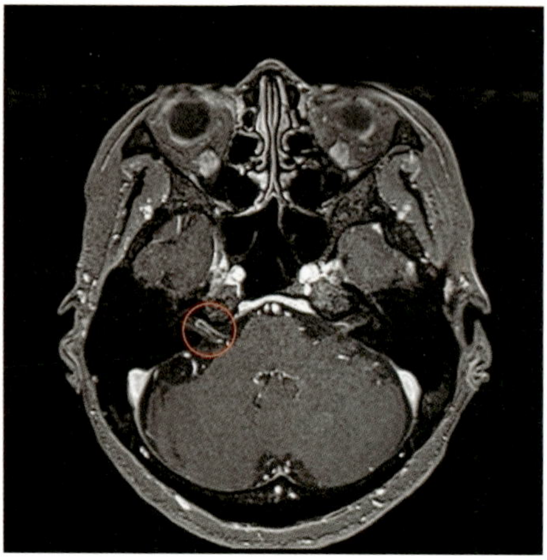

그림 12-6 측두골 MRI에서 확인되는 우측 내이도 내의 혈관 고리(빨간색 원)

I-III파형 지연이 확인되었습니다. 환자의 측두골 자기공명영상검사(MRI)에서는 우측 내이도 내부에 혈관 고리가 확인되었습니다(그림 12-6). 타자기 이명 의심 하에 저용량의 항경련제를 처방하였고, 환자는 항경련제에 잘 반응하여 약물치료 후 2주 만에 이명이 확연히 호전되었습니다. 환자는 6주째에 항경련제를 감량한 후 약 3개월째에 이명이 완전히 사라져 약물치료를 중단하였고 중단 이후에도 재발 없이 잘 지내고 있습니다.

TINNITUS

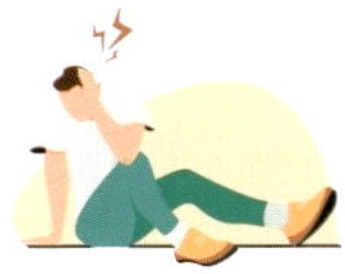

13

내 목소리나 숨소리가 울려 들리는데 어떻게 치료하죠?

부산대 공수근

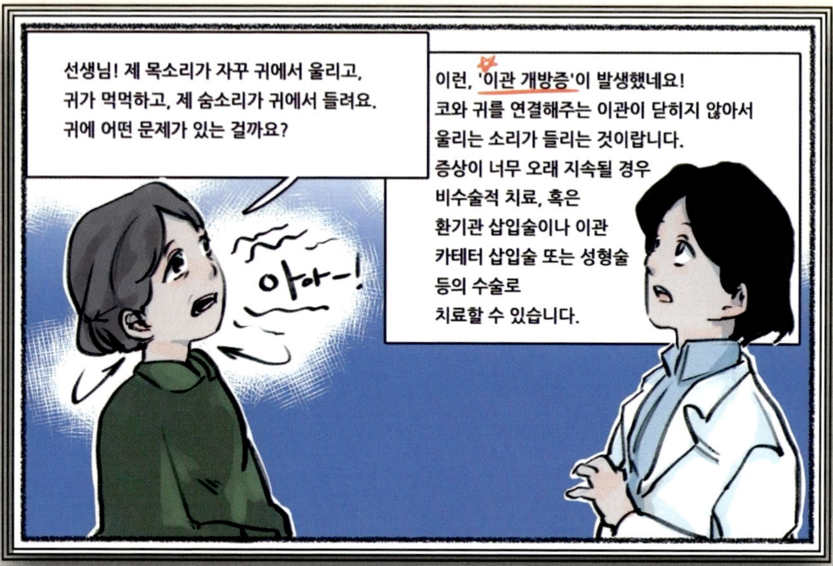
선생님! 제 목소리가 자꾸 귀에서 울리고, 귀가 먹먹하고, 제 숨소리가 귀에서 들려요. 귀에 어떤 문제가 있는 걸까요?
아아~!
이런, '이관 개방증'이 발생했네요! 코와 귀를 연결해주는 이관이 닫히지 않아서 울리는 소리가 들리는 것이랍니다. 증상이 너무 오래 지속될 경우 비수술적 치료, 혹은 환기관 삽입술이나 이관 카테터 삽입술 또는 성형술 등의 수술로 치료할 수 있습니다.

귀가 먹먹하면서 내가 말하는 목소리가 내 귀에 울려 들리고, 숨을 쉴 때 내 숨소리가 귀에서 들린다면 "이관 개방증(개방성 이관)"을 의심해야 합니다. 증상이 금방 없어졌다면 크게 신경을 쓰지 않아도 되지만 주기적으로 장기간 지속된다면 정확한 진단과 치료에 대해 상의를 받아야 합니다. 응급 질환은 아니지만 3개월 이상 증상이 반복된다면 삶의 질이 떨어지고 대화에도 지장을 주기 때문입니다. 이러한 이관 개방증의 원인과 증상, 치료 방법에 대해 알아보겠습니다.

이관은 어떻게 생겼나요?

이관은 코와 귀를 연결시켜주는 통로입니다(그림 13-1). 평상시에는 거의 항상 닫혀있고 침을 삼키거나 하품을 할 때 잠깐(0.5초) 열리게 됩니다. 그러나 평상시에도 비정상적으로 계속 열려 있게 되면 코와 귀

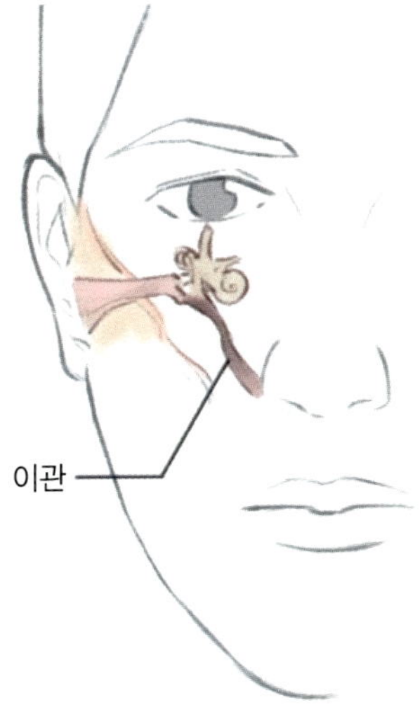

그림 13-1 이관의 구조

사이를 자유롭게 공기와 소리가 들락거리면서 귀가 먹먹해지고 말할 때 내 목소리가 울리고, 숨을 쉴 때 내 숨소리가 귀에서 들리는 증상이 나타나게 됩니다.

이관 개방증은 왜 생기나요?

이관 개방증을 야기하게 되는 이관 주위 조직 감소의 원인은 아직 확실하지 않습니다. 알려진 원인은 체중 감소, 만성 질환에 의한 조직 감소 등이 있으나 환자의 30%에서만 이런 원인들이 보고되고 있습니다. 마른 체형이며 증상이 시작되기 전 체중의 감소가 있었던 경우, 심한 다이어트, 결핵, 악성종양 등과 같은 소모성 질환 또는 신경성 식욕부진으로 이관 주위의 지방조직의 감소로 이관이 개방되는 것으로 생각됩니다. 또한 임산부, 경구피임약 등의 호르몬약을 복용하는 경우에도 증상이 생길 수 있다고 알려져 있습니다. 하지만 이러한 체중감소나 호르몬 영향과 상관없이 증상이 생기는 경우도 많습니다.

이관 개방증이 생길 때 증상은 어떤가요?

가장 흔한 증상은 귀 먹먹함, 말할 때 내 목소리가 울리고, 내 숨소리가 귀에서 들리는 것으로 이는 열려 있는 이관을 통해 공기와 소리가 귀로 전달되기 때문입니다.

내 목소리가 마치 큰 통 속이나 목욕탕에서 이야기하는 것처럼 느껴집니다. 이러한 증상이 짧게는 수 분에서 수 시간 지속될 수도 있고 심한 경우 반나절에서 하루 종일 지속될 수도 있습니다. 공기가 코에서 귀로 지속적으로 유입되는 경우에 바람소리 같은 호흡음이 계속 들릴 수 있으며, 심한 경우 호흡과 함께 고막의 내외측 움직임(고막이 펄럭이는 느낌)을 스스로 느낄 수 있습니다.

이관 개방증에서 볼 수 있는 이런 증상들은 자세 변화나 코 안의 점막 상태에 따라 증상이 소실되거나 심해질 수 있습니다. 누워있거나 고개를 숙여 머리를 무릎 사이에 위치하는 경우, 동측의 목을 누를 때, 비염이나 감기가 걸렸을 때에는 이관 주위 조직의 종창으로 인해 이관이 좁아져 증상이 완화되거나 없어질 수 있습니다. 증상은 대개 누워서 잘 때 호전되며 일어날 때 증상이 생기는 경우가 많으며, 운동을 하거나 장시간 이야기 하는 경우, 노래를 부르는 경우 등에서 코 안의 점액의 감소로 증상이 심해질 수 있습니다.

증상이 오래된 경우에는 환자 스스로 이관을 닫으려 하는 버릇이 생길 수 있는데 코를 들이마시는 행위(코를 잡고 빨아 당기는 행동, 스니핑 습관)를 하면 증상이 일시적으로 없어지기 때문에 이런 스니핑 습관이 있다면 이관 개방증이 있을 가능성이 많습니다. 스니핑 습관으로 증상이 일시적으로 호전되지만 반복적인 스니핑 습관은 귀에 진주종성 중이염을 일으켜서 난청과 귀분비물 등을 발생시킬 수 있어, 이런 습관이 있다면 이비인후과 전문의에게 정확한 진단 및 상담을 받아야 합니다.

이관 개방증은 어떻게 진단하나요?

현재까지 이관 개방증의 진단은 주로 위에서 설명한 임상 증상, 귀내시경 검사상 호흡과 일치하는 고막의 움직임을 확인하는 것입니다. 진찰 당시 증상이 없다면 양측 코를 막고 바람을 부는 발살바법 혹은 발살바 호흡법 행동을 시행하여 증상을 유발한 다음 검사 반대 측 코를 막고 빠르고 강하게 비강 호흡을 시키면서 고막의 움직임을 관찰하면 됩니다.

이관 개방증은 어떻게 치료하나요?

이관 개방증 환자들의 증상은 일시적인 경우부터 일상생활에 지장이 큰 경우까지 다양합니다. 임신 기간 중 발생한 일시적 증상은 출산 후 자연적으로 없어지는 경우도 있으며, 과도한 다이어트로 갑자기 체중이 감소한 경우는 체중이 회복되면서 증상이 사라지게 될 수도 있습니다. 이관 개방증으로 인한 증상을 그대로 방치한다고 해서 난청 등의 부작용은 발생하지 않습니다. 하지만 증상이 장기간 지속되어 생활에 불편을 주는 경우, 위에서 말한 스니핑 습관이 있을 경우에는 정확한 진단과 치료를 받아야 합니다.

현재까지 이관 개방증에 먹는 약물치료는 없습니다. 국소스테로이드제제, 비점막수축제 등의 약물치료를 하고 있다면 중지해야 합니다. 비수술적 치료로 생리식염수 코 세척과 항콜린 비강분무제로 효과 있었다는 연구결과가 있어 초기 치료로 시행할 수 있습니다. 이러한 비수술적 치료를 6개월 이상 시행하여도 효과가 없으며, 증상이 생긴 지 1년 이상이라면 자연 호전은 드물어 수술적 치료를 고려해 봐야 합니다.

다양한 수술적 치료 방법이 현재까지 알려져 있습니다. 간단하게는 고막에 환기관 삽입술을 통해 증상을 줄여줄 수 있습니다. 코 쪽 이관의 넓어져 있는 부분에 다양한 필러, 지방이나 연골을 주입해서 이관을 좁혀주는 방법도 있습니다. 또한 고막 절개 후 귀 쪽 이관에 카테터나 실리콘 플러그 등을 삽입하여 이관을 좁혀주는 수술 방법도 있습니다.

대표적인 환자의 예시

25세 여자 환자가 3개월전부터 좌측 귀에서 말할 때 본인 말이 울리고 숨쉴 때마다 호흡 소리가 귀에서 들린다고 내원하였습니다. 증상은 간헐적으로 생기며, 어떤 날에는 증상이 없을 때도 있고, 어떤 날에는 수 시간 정도 증상이 지속될 때도 있다고 하였습니다. 증상은 눕거나 고개를 숙이면 일시적으로 호전된다고 하였습니다. 직업은 선생님으로 주로 수업을 오래 하면 증상이 생기고 쉬는 주말에는 증상이 거의 생기지 않는다고 하였습니다. 청력 검사는 정상 소견이었으며, 귀 내시경 소견상 호흡과 함께 움직이는 고막의 움직임을 확인하였으며, 코 내시경으로 확인하니 좌측 이관 입구가 약간 열려 있는 소견을 보여 좌측 이관 개방증으로 진단을 하였습니다. 증상이 생긴지 3개월로 오래 되지 않아 생리식염수 코 세척과 항콜린 비강분무제 처방으로 2개월 교육시킨 후 관찰하니 증상은 거의 소실되었으며, 환자도 증상이 이제는 거의 없어 경과 관찰 중입니다.

TINNITUS

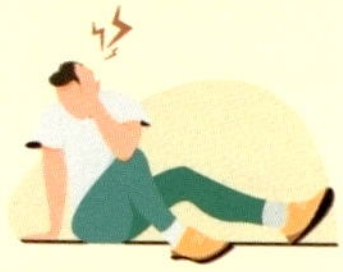

TINNITUS

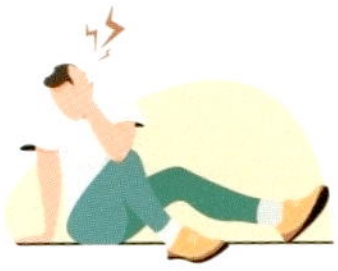

14

소리가 너무 크게 들려서 피하는데 왜 그럴까요?

인제대 김우진

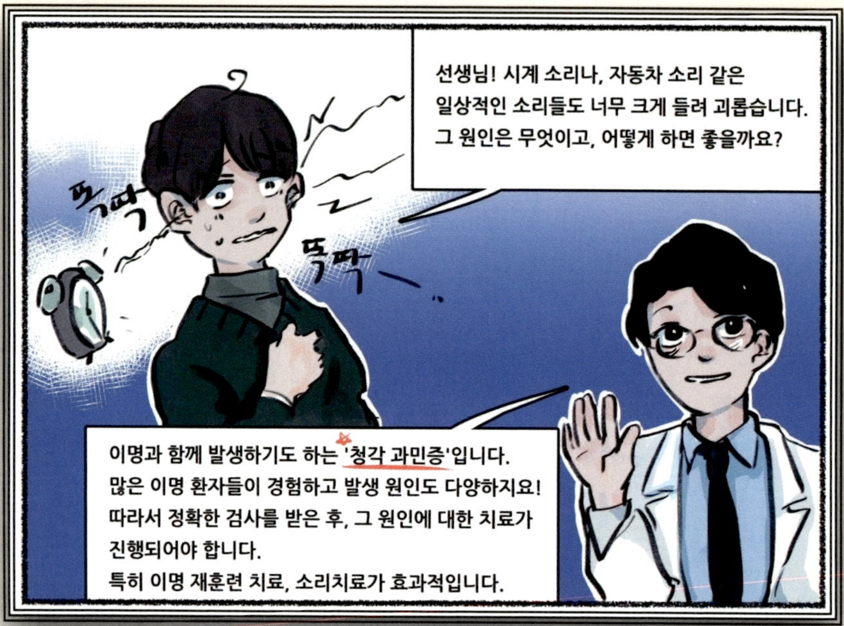
선생님! 시계 소리나, 자동차 소리 같은
일상적인 소리들도 너무 크게 들려 괴롭습니다.
그 원인은 무엇이고, 어떻게 하면 좋을까요?
똑딱
똑딱
이명과 함께 발생하기도 하는 '청각 과민증'입니다.
많은 이명 환자들이 경험하고 발생 원인도 다양하지요!
따라서 정확한 검사를 받은 후, 그 원인에 대한 치료가
진행되어야 합니다.
특히 이명 재훈련 치료, 소리치료가 효과적입니다.

이명으로 병원을 찾는 분들 중에 청각과민증이 같이 동반된 경우가 많습니다. 청각과민증이란, '보통 사람들이 별로 불편해하지 않는 일상적인 음 자극을 견디지 못하는 증상'입니다. 다른 사람은 불편하게 들리지 않는 일상적인 크기의 소리 자극에도 통증과 비슷한 괴로움을 느끼는 증상이며 구역질, 발한과 같은 이차적인 증상을 동반하기도 합니다. 따라서 청각과민증상이 있는 분들은 소리에 대한 두려움이나 불안을 가지게 되며, 작은 소리 자극도 피하며 집 밖에 나가는 것을 두려워하는 경우가 많습니다. 심하면 정상적인 생활이 어렵고 사회생활에서 고립되기 쉬워 우울감으로 이어지기도 합니다. 이렇게 삶의 질을 저하시키는 청각과민증에 대해서 자세히 알아보겠습니다.

얼마나 많은 사람들이 청각과민증을 경험하나요?

일반 인구에서 청각과민증의 빈도는 문헌마다 달라 정확히 알려지지 않았지만, 이명이 있는 환자 중에 청각과민증이 동반된 사람은 일반 인구에 비해 월등히 많습니다. 이명을 호소하는 환자군에서 청각과민증을 호소하는 빈도는 40% 정도로 알려져 있고, 청각과민증을 주로 호소하는 환자군에서 이명의 빈도는 86%로 조사된 바가 있습니다. 또한 청각 과민증을 호소하는 사람들은 편두통, 외상 후 스트레스 증후군, 우울증 등을 종종 동반하는 것으로 알려져 있습니다.

청각과민증은 왜 생기는 건가요?

우리 주변의 소리가 귀에서부터 대뇌에 도달하기까지 소리를 인식하는 과정은 여러 단계를 거칩니다. 이 중 달팽이관이 중요한 역할을 하는데, 달팽이관 속에 외유모세포라는 세포가 특히 중요합니다(그림 14-1). 외유모세포가 정상적으로 소리를 전달하지 못하고 과증폭되는 경우 청각과민증이 생길 수 있습니다(말초성 기전). 또한 달팽이관에서부터 대뇌까지 청각 신호가 전달되는 경로 중 특정 부위의 민감도가 증가하는 경우에도 청각과민증이 생길 수 있습니다(중추성 기전).

청각과민증은 여러 가지 원인에 의해 생길 수 있으며, 원인 질환을 알 수 없는 경우도 많습니다. 청각과민증을 일으킬 수 있는 대표적인 원인 및 질환들을 살펴보면 아래와 같습니다.

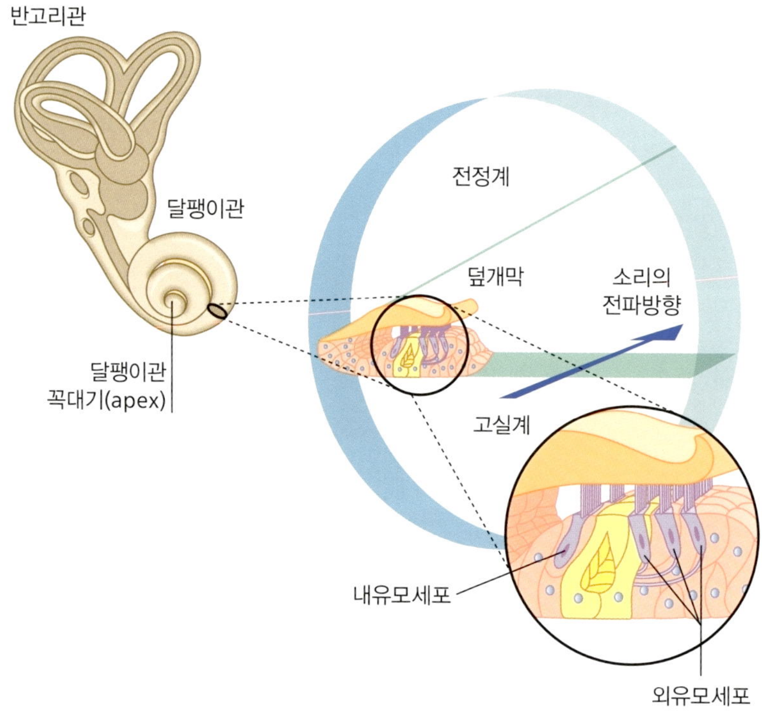

그림 14-1 달팽이관 속 구조 모식도

1. 소음

예상치 못한 강력한 소음에 노출될 때 청각과민증이 발생할 수 있습니다. 실제로 콘서트장과 같은 장소에서 큰 음악을 듣거나 군대에서 사격 훈련 이후 청각과민증을 호소하는 사례가 있습니다.

2. 등골반사의 이상

우리 귀에는 내이(內耳)를 보호하기 위해 큰 소리가 들어왔을 때 중이의 작은 근육이 수축하는 기능이 있습니다. 이를 등골 반사라고 하는데, 말초성 안면 마비나 수술 등으로 이 등골 반사 기능에 이상이 생기면 청각과민증이 생길 수 있습니다.

3. 메니에르병

메니에르병이란 내이(內耳)에 물주머니(수종)가 생겨 어지럼증, 난청, 귀먹먹함, 이명의 증상을 일으키는 병입니다. 메니에르병이 있을 때 2차적인 증상으로 청각과민증이 생길 수 있습니다.

4. 상반고리관피열증후군

상반고리관을 이루는 뼈가 결손되는 병입니다. 상반고리관피열증후군이 있을 때 일부 환자에서 청각과민증이 생기기도 합니다(그림 14-2).

5. 세로토닌계의 이상

세로토닌은 정서적 안정성과 관련이 있는 호르몬입니다. 세로토닌에 이상이 생기면 우울증, 편두통, 외상 후 스트레스 장애 등의 질환이 생길 수 있으며, 이런 경우 청각과민증이 동반되기도 합니다.

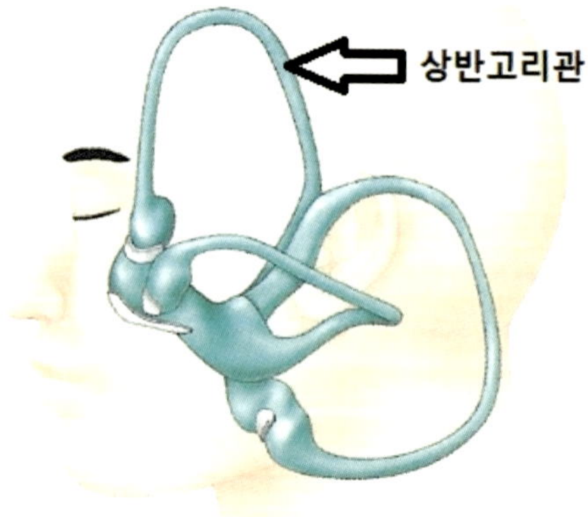

그림 14-2 좌측 귀 세반고리관 모식도(확대됨). 화살표 표시된 부분이 상반고리관

6. 내분비 질환, 감염성 질환, 대사성 질환 등의 전신 질환

진드기에 의해 매개되는 감염병인 라임병, 염색체 이상으로 발생하는 윌리엄스증후군, 그리고 에디슨병과 같은 내분비질환에서 청각과민증이 동반될 수 있습니다.

7. 뇌척수액 이상

뇌척수액은 우리 뇌와 척수를 둘러싸고 있는 무색투명한 액체로 뇌를 보호하는 역할을 합니다. 이 뇌척수액은 내이(內耳)를 구성하는 외림프액 연결되어 순환합니다. 따라서 뇌척수액에 이상이 생기면 외림프액에 변동이 생겨 청각과민증상이 생길 수 있습니다.

청각 과민 증상으로 병원에 가면 어떤 검사를 하나요?

먼저 문진과 설문지(그림 14-3)를 기반으로 한 기본적인 병력 청취를 합니다. 그리고 순음청력검사, 어음청력검사 등과 같은 다양한 청력 검사와 함께 불쾌음압수준(UCL, Uncomfortable Loudness Level 또는 LDL, Loudness Discomfort Level)을 측정합니다. 불쾌음압수준이란 검사 시 자극음으로 인해 불편함을 느끼는 소리 크기를 의미합니다. 청각과민증은 비교적 작은 소리에도 불편함을 느끼는 질환이므로 불쾌음압수준이 정상인보다 낮습니다. 또한 위에 열거한 청각과민증의 원인 질환들을 감별하기 위해 각종 혈액검사와 필요시 측두골 CT나 자기공명영상(MRI, Magnetic Resonance Imaging)과 같은 영상 검사를 시행하기도 합니다.

어떤 치료를 받게 되나요?

먼저 이비인후과에 내원하여 정확한 검사를 받으신 후 위에서 열거한 원인 질환이 있다면 원인 질환에 대한 치료가 선행되어야 합니다. 육체적, 정신적 스트레스와 피로가 증상을 악화시킬 수 있으므로 충분한 휴식과 명상 등이 증상 완화에 도움이 될 수 있습니다. 원인 질환에 따라 스테로이드제, 이뇨제, 안정제, 항우울제 등의 다양한 약물 치료를 시도해 볼 수 있습니다. 이명 치료로서 안전하고 효과적이라고 알려진 '이명재훈련치료'도 청각과민증 환자에 적용할 수 있습니다. 특히 청각과민증 환자에서는 이명재훈련치료의 일부인 소리 치료가 중요한데, 소리 치료란 소리 발생기의 광대역 잡음에 장기간 노출시켜 소리에 대해 둔감하게 하는 치료입니다. '이명재훈련치료'에 대한 자세

외부 소리에 대한 민감도(청각과민증)에 대하여

— 외부의 특정 소리 혹은 조금 큰 소리에 대해 특별히 민감하게 느끼십니까?
예 / 아니요
만약 특별한 민감하거나 불쾌한 느낌(청각과민증)을 가지신다면 다음 질문에 답해주세요.

12a) 청각과민증이 당신의 생활에 불편함을 주는 정도를 점수로 매긴다면 얼마나 될까요? (0 : 전혀 문제가 되지 않는다. -> 10 : 매우 심각한 영향을 미친다.)
0 1 2 3 4 5 6 7 8 9 10

12b) 청각 과민증이 있으시다면 그 기간은 몇 년이나 되었나요?
0 1 2 3 4 5 6 7 8 9 10 10+

13) 소음에 노출 된 후 당신의 이명과 청각과민증이 더 심해지는 증상이 있나요?
예 / 아니요
만약 그렇다면, 다음에 표시하세요.
이명이 심해지는 기간 :
수 분/ 수 시간 / 다음날 아침까지 / 수 일 / 수 주 / 수개월
청각과민증이 심해지는 기간:
수 분/ 수 시간 / 다음날 아침까지 /수 일 / 수 주 / 수개월

14) 어떤 외부 소리가 특히 당신을 괴롭힙니까? 다음 해당란에 O표하세요.
교통소음(특히 브레이크 소리)/기차소리/작업장에서의 소리/부엌용품(커트기)/진공청소기/아이들 고함소리/클래식 음악/팝 음악/기타 음악/텔레비전/일상 대화/문 닫는 소리/기타
기타 사항은 기록해 주세요. :

15) 외부 소리를 피해 보고자 귀에 대한 보호 용구를 착용하신 적이 있습니까? 예/아니오
- 만약 있으시다면 어떤 종류를 착용하셨나요? 다음 해당란에 표시하세요.
귀마개/귀 플러그/기타

16) 본원 이비인후과에 내원하기 전에 이명 및 청각과민증을 치료 받은 적이 있습니까?
예 / 아니요
있으시다면 어떤 종류의 치료였습니까?
약물 / 민간요법 (침, 뜸, 요가 등) / 이완 훈련(최면 치료나 바이오피드백 등) / 보청기 / 이명 가리개 혹은 소음기 / 이명에 대한 특수 상담

* 설문에 답해 주셔서 감사합니다. 본 설문지는 환자분의 이명 치료에 대한 기초 자료 및 경과 관찰에 도움을 주기위한 목적으로 만들었으며, 본 설문지에 대해 언급하시고 싶거나 진찰하는 의사에게 원하시는 점이 있으시면 아래에 기록해 주십시오.

그림 14-3 청각과민증 설문지 예시

한 내용은 본 책자의 "아무리 치료해도 이명이 안 없어지는데 좋은 해결책이 있나요?" 부분을 참조하기 바랍니다.

대표적인 환자의 예시

23세 여자가 한 달 전 콘서트장에 다녀온 이후 좌측 귀에서 삐- 하는 이명과 함께 작은 소리도 아주 크게 들리며 견디기 어려운 증상으로 이비인후과를 방문하였습니다. 외출 시 자동차 소리는 물론이고 사무실에서 바스락거리는 소리에도 통증과 비슷한 괴로움을 느껴 항상 귀마개를 하게 된다고 하였습니다. 진찰상 양측 고막은 정상이었고 각종 청력검사와 혈액검사, 영상 검사에서 특별한 이상 소견이 발견되지 않았으나 불쾌음압수준이 낮게 측정되었습니다. 병원에 내원한 이후 의사의 권유에 따라 충분한 휴식을 취하고 귀마개를 사용하지 않았습니다. 처방받은 약물을 복용하며 이명재훈련치료를 시작하였고, 지시적 상담치료에도 성실하게 임하였습니다. 처음 한 달간 처방받은 소리 발생기 착용 시간을 점차 늘려가며 적응한 결과 2개월 뒤에는 하루 8시간 정도 지속적으로 착용하는 것을 매일 반복할 수 있었습니다. 3개월 뒤에는 작은 소리가 크게 들리는 것은 여전하였으나 그 불편감이 다소 줄어들었습니다. 1년 정도 뒤에는 소리에 대한 불편감이 거의 없어져 약물이나 소리 발생기 없이도 정상적인 생활이 가능하였으며, 불쾌음압수준이 정상 수준으로 회복되는 것을 확인하였습니다. 적절한 이명재훈련치료로 청각과민증이 완치된 사례입니다.

TINNITUS

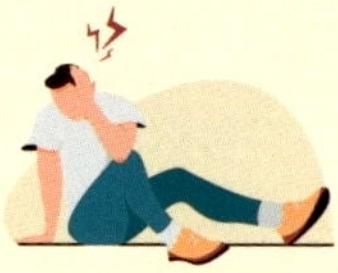

TINNITUS

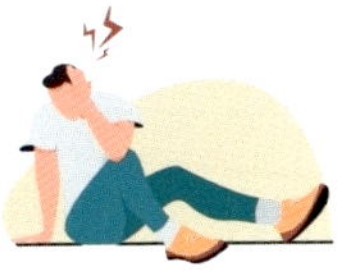

15

시끄러운 곳에서 일하는데 귀에서 소리가 나면 어떻게 해야 하나요?

한양대 정재호

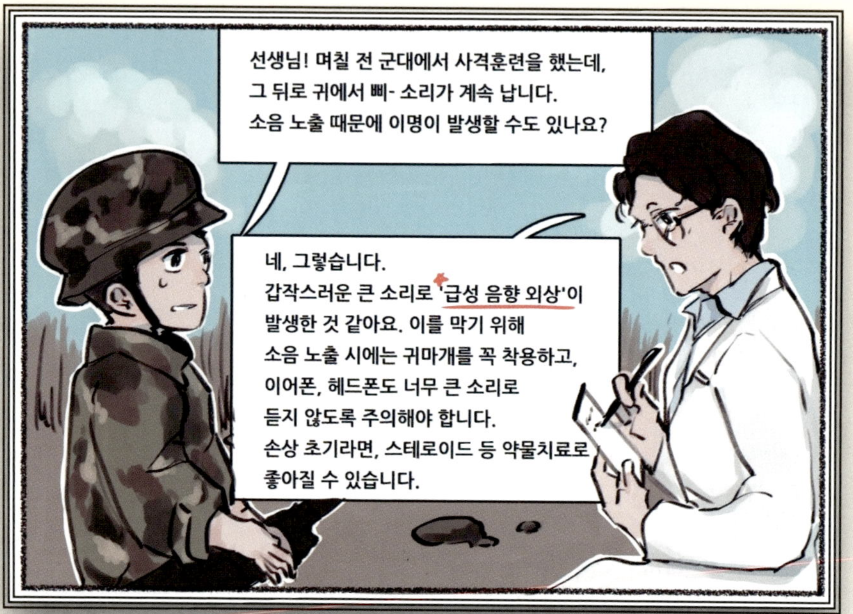
선생님! 며칠 전 군대에서 사격훈련을 했는데, 그 뒤로 귀에서 삐- 소리가 계속 납니다. 소음 노출 때문에 이명이 발생할 수도 있나요?
네, 그렇습니다. 갑작스러운 큰 소리로 '급성 음향 외상'이 발생한 것 같아요. 이를 막기 위해 소음 노출 시에는 귀마개를 꼭 착용하고, 이어폰, 헤드폰도 너무 큰 소리로 듣지 않도록 주의해야 합니다. 손상 초기라면, 스테로이드 등 약물치료로 좋아질 수 있습니다.

갑자기 발생한 큰 소리를 들은 뒤 이명이 발생할 수 있습니다. 이 같은 경우를 급성 음향외상이라고 합니다. 이는 폭발음이나 충격음에 노출된 뒤 발생하며, 노출 후 난청과 이명을 호소하게 됩니다. 급성 음향외상은 소음성 난청의 한 종류이며, 대부분은 작업장에서 발생하는 소음으로 인한 경우가 많고, 우리나라의 경우 군 복무 중 사격, 포격 훈련중 큰 소리에 노출되어 발생할 수 있습니다. 이같이 소음에 노출되어 발생하는 이명의 특징과 예방법에 대해 알아보겠습니다.

소음에 노출되면 항상 난청과 이명이 발생하나요?

소음에 노출이 된다고 하여 무조건 난청이 발생하는 것은 아닙니다. 시끄러운 콘서트장에 다녀온 후 귀가 먹먹하고 이명이 들리다가 시간이 지나면서 다시 회복된 경험이 있을 것입니다. 이같이 소음에 노출되어 달팽이관이 손상되더라도 지속적인 소음 노출이 없으면, 수분에서 수일이 지난 뒤 정상 청력으로 회복될 수 있습니다. 하지만 소음으로 인해 손상된 달팽이관이 미처 회복되기 전에 지속적으로 소음 환경에 노출이 되면 달팽이관이 영구적으로 손상되어 난청이 발생합니다. 앞서 이야기한 음향외상은 단기간에 아주 큰 소리에 노출되어 바로 영구적인 난청이 발생하는 것을 의미합니다. 따라서 소음에 노출되었다가 난청과 이명이 발생할 수 있으나, 소음의 크기, 노출 시간에 따라 자연회복 될 수도 있고, 회복되지 않고 지속되는 경우도 있습니다.

소음으로 인해 발생하는 난청과 이명의 특징은 어떤가요?

85 dB 이상의 큰 소음에 장시간 노출이 되면, 보통 달팽이관의 손상이 발생합니다. 소음으로 인한 손상은 주로 4 kHz의 고주파수(높은 음) 영역을 담당하는 부분이 가장 먼저 손상을 받게 되며, 진행함에 따라서 주변 주파수로 파급되어 난청, 이명을 유발합니다.

소음으로 인한 달팽이관의 손상은 고주파수 부분부터 진행하게 되어 초기에는 아무런 증상이 없습니다. 따라서 시끄러운 환경에서 근무할 경우 정기적으로 청력검사를 받아 자신의 청력상태를 확인해야 합니다. 그리고 소음으로 인해 발생하는 난청은 소음노출이 중단되면 난청이 더 이상 진행하지 않는 특징이 있어 소음에 대한 관리 및 예방이 매우 중요합니다. 소음으로 인해 발생한 이명의 경우 역시 일반적인 이명 치료법으로 치료 가능하며, 급성 난청이 동반된 경우 돌발성 난청과 같은 방법으로 치료를 할 수 있습니다.

어떤 종류의 소음이 위험한가요?

소리의 크기는 데시벨(dB)이라는 단위로 표시하며, 숫자가 커질수록 큰 소리를 의미합니다. 일상생활의 소리를 통해 예를 들어보면, 속삭이는 소리가 대략 30 dB, 생활소음이 40 dB 정도의 소리 크기로 표현됩니다. 일상적으로 대화하는 목소리가 60 dB이며, 시끄러운 사무실이나 전화벨소리가 70 dB, 지하철 소음은 90 dB, 자동차 경적소리는 110 dB, 제트기 엔진소리는 130 dB, 총소리는 140 dB가량으로 측정됩니다. 특히 최근 많이 사용하고 있는 휴대폰의 이어폰에 나오는 소리의 크기는 볼륨을 최대한으로 올렸을 때 100 dB에 해당합니다.

85 dB 이상의 매우 강한 소음에 지속적으로 노출되었을 때, 난청, 이명이 발생할 수 있으며, 75 dB 이내의 소리에 노출되었을 때 난청과 이명이 발생할 가능성은 거의 없습니다(그림 15-1).

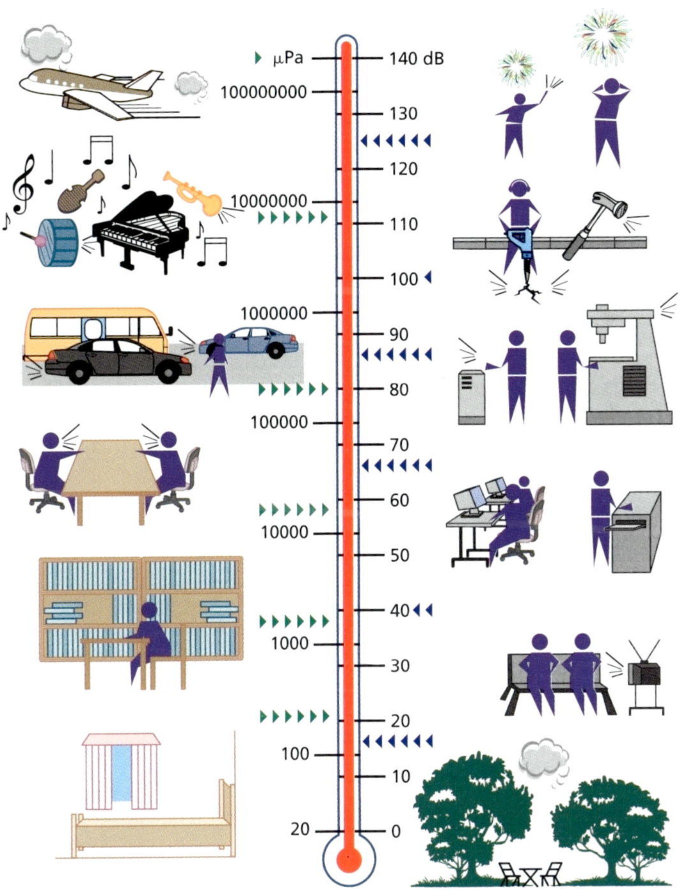

그림 15-1 우리 주변의 소음

소음 노출을 어떻게 예방하나요?

시끄러운 작업장에서는 청력보호구를 필수적으로 착용해야 합니다. 그리고 소음이 심한 기계에 방음시설을 설치하는 것도 유용한 방법이 될 수 있습니다. 소음 노출 후에는 가급적으로 충분한 시간 동안 추가적인 소음에 노출되지 않도록 피해야 하며, 이비인후과를 방문하여 청력 검사를 받고 적절한 처치를 받으시길 권합니다.

산업안전보건기준에 관한 규칙에 따르면, 지속소음의 경우 90 dB의 소음강도에서는 1일 8시간 이상 노출되면 안된다고 규정하고 있으며 115 dB를 초과하는 소음에는 노출되지 않도록 권고하고 있습니다. 총소리 같은 짧은 시간동안 발생하는 충격소음은 음압 수준이 140 dB를 초과하는 소음에는 노출되어서는 안됩니다(표 15-1).

귀마개를 꼭 착용해야 하나요?

시끄러운 작업장에서 일을 하거나, 사격 훈련 등 폭발음에 노출되

표 15-1 소음의 노출 기준

연속 소음		충격소음	
1일 노출 시간	소음강도	1일 노출 횟수	소음강도
8시간	90 dB	100	140 dB
4시간	95 dB	1,000	130 dB
2시간	100 dB	10,000	120 dB
1시간	105 dB	충격소음은 120 dB 이상의 소음이 1초 이상의 간격으로 발생하는 것을 의미한다.	
30분	110 dB		
15분	115 dB		

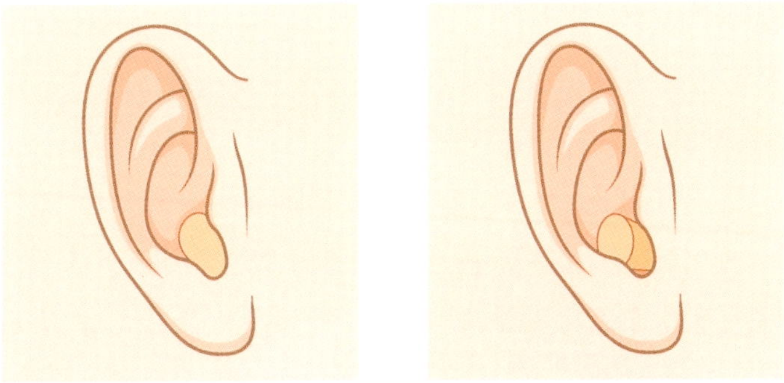

O 올바른 착용　　　X 잘못된 착용

그림 15-2 귀마개의 올바른 착용법

기 전에는 귀마개, 귀덮개와 같은 청력보호구를 착용해야 합니다. 청력보호구를 통해 실제 현장서는 15~25 dB 정도로 소리가 줄어드는 효과를 기대할 수 있습니다.

가장 대표적으로 사용되는 섬유형태의 귀마개는 공기가 통하지 않도록 귓구멍에 꼭 맞게 착용해야 합니다. 귀마개를 삽입 시 귓바퀴를 위로 잡아당겨 외이도를 확장시킨 다음 귀마개를 끼우고, 외이도에 삽입 후 30초 정도 손으로 눌러주면 됩니다. 작업 중 귀마개가 느슨해지면 보호효과가 없어지기 때문에 다시 착용해야 합니다(그림 15-2).

이어폰, 헤드폰을 사용하는 것도 귀에 나쁘지 않나요?

최근 스마트 기기의 증가로 인해 이어폰, 헤드폰을 많이 사용합니다. 이로 인해 젊은층에서도 소음에 의한 난청이 급격히 증가하고 있는 실정입니다. 따라서 이어폰이나 헤드폰을 사용할 경우는 적당한 크기의 볼륨으로 소리를 들어야 하며, 1~2시간에 한 번씩 반드시 조용한 환경에서 10분 정도 귀를 쉬게 해주는 것이 중요 합니다.

특히 버스, 전철 등 시끄러운 환경에서 이어폰이나 헤드폰을 사용하게 되면 외부소음보다 더 크게 듣게 되어 큰소리에 쉽게 노출될 수 있습니다. 이러한 경우는 소음 차폐 기능이 있는 이어폰이나 헤드폰을 사용하는 것이 도움이 될 수 있습니다. 이 같은 사용 수칙을 잘 지키면 안전하게 이어폰, 헤드폰을 사용하실 수 있습니다.

소음성 난청, 이명 예방 수칙 정리

1. 노래방, 클럽, 공연장 등에서는 스피커 앞자리를 피합니다.
2. 소음환경에서 작업하는 경우 귀마개나 귀덮개를 착용합니다.
3. 이어폰, 헤드폰은 높은 볼륨으로 장시간 사용하지 않습니다.
4. 술과 담배는 청각기관의 혈액순환을 방해하므로 귀의 건강을 위해 자제합니다.
5. 소음 노출 후 1~2일이 지나도 증상호전이 없는 경우 이비인후과에서 검진을 받아야 합니다.
6. 증상이 없더라도 청력에 관심을 가지고 이비인후과에서 정기적인 검진을 받는 것이 좋습니다.

TINNITUS

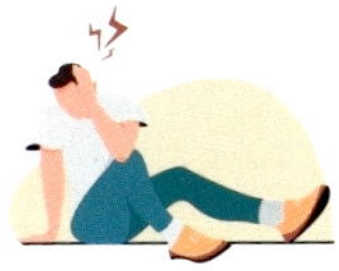

16

이명이 생기면 언제 병원을 방문해야 하나요?

성균관대 김민범, 문일준

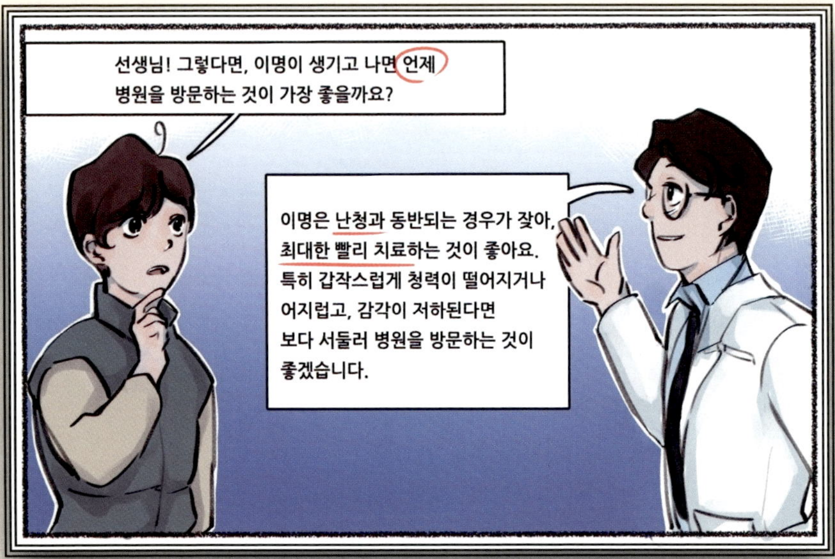
선생님! 그렇다면, 이명이 생기고 나면 언제
병원을 방문하는 것이 가장 좋을까요?
이명은 난청과 동반되는 경우가 잦아,
최대한 빨리 치료하는 것이 좋아요.
특히 갑작스럽게 청력이 떨어지거나
어지럽고, 감각이 저하된다면
보다 서둘러 병원을 방문하는 것이
좋겠습니다.

이명은 실제 외부의 자극이 없이 소리를 듣는 증상으로 우리 주변에 많은 사람들이 이명을 경험합니다. 국민건강영양조사의 자료에 따르면, 우리나라 성인의 약 5분의 1 정도는 이명을 경험한다 할 정도로 굉장히 흔하게 경험하는 증상입니다. 그렇다면 이러한 이명이 있을 때 언제 병원을 방문하면 좋을지에 대해 알아보겠습니다.

이명이 생기면 어떻게 해야 하나요?

위에서 말했듯이 이명은 매우 흔한 증상이지만 모든 경우에 치료가 필요하지는 않습니다. 실제 이명을 경험하는 사람 중 성가시거나 일상 생활에 영향을 줄 정도의 이명을 호소하는 사람은 3~7% 정도로, 많은 사람들이 크게 불편하지 않아 병원을 찾지는 않습니다. 하지만, 이명은 그 자체로 질환은 아니고, 다양한 질환에 의해 발생하는 증상이기 때문에, 정확한 이명의 원인을 찾기 위해서는 이비인후과 전문의를 찾아 진료를 받는 것이 필요하겠습니다. 대부분의 경우에는 이명은 난청과 동반되며, 이러한 난청을 조기 발견하는 것이 중요하기 때문입니다. 특히, 이명이 6개월 이상 지속이 되거나 점점 심해지는 경우에는 저절로 감소하거나 적응을 할 가능성이 낮고, 난청 등 다른 질환이 동반되었을 가능성이 크기 때문에 이러한 이명의 경우에는 반드시 병원을 찾아 치료를 받는 것을 권장하고 있습니다.

병원을 꼭 방문해야 하는 이명 소리가 있나요?

이명은 청각 기관 자체에서 생기는 것(주관적 이명)과 근육, 혈관 같은 청각기관의 주위 구조물에서 생겨 청각 기관을 통해 느껴지는 것(객관적 이명)으로 나눌 수 있습니다. 쉽게 설명하자면 주관적 이명은 다른 사람들은 그 소리를 듣지 못하는데 나만 듣는 소리이며, 객관적 이명은 실제 몸에서 그러한 소리가 나는 것으로 청진기나 레코딩 장비 등을 통해 다른 사람들도 소리를 들을 수 있습니다. 이명의 대부분은 청각 기관의 손상으로 인한 주관적 이명이며, 이런 경우에는 대개 바람 소리, 벌레 우는 소리, 물 흐르는 소리 혹은 기계 소리 등 주파수가 높은 금속성의 소리를 느끼게 됩니다. 반면, 객관적 이명은 청각 기관 주변의 근육의 경련이나 혈관의 박동으로 인해 발생하기 때문에, 반복적으로 딱딱딱, 지지직 또는 부스럭 소리가 들리거나 심장 박동과 일치하는 이명(슉슉슉, 윙윙윙 등)으로 나타나게 됩니다(그림 16-1). 이러한 객관적 이명은 이비인후과 진료와 검사를 통해 원인을 찾아서 내/외과 적으로 해결하고 완치되는 경우가 많기 때문에, 정확히 진단하고 주관전

근 경련성 이명	구개근(입천장근육) 경련 중이근(가운데귀 근육) 경련
혈관성 이명	정맥 잡음 양성 두개내 고혈압 고위 경정맥구 동정맥 기형 혈관성 종양
이관 유래 이명	개방성 이관

그림 16-1 객관적 이명을 유발하는 다양한 질환

이명인 감각신경성 이명과 다르게 치료받을 수 있도록 전문의를 찾아 진료를 보는 것이 좋을 것 같습니다.

이명과 다른 증상이 함께 있을 때는 어떻게 해야 하나요?

이명과 더불어 다른 증상이 발생했을 때에는 조금 더 주의를 기울여야 합니다. 난청과 동반된 이명의 경우가 가장 흔한데 이러한 경우에는 이명을 유발하는 근본 원인인 난청을 해결함으로써 이명을 호전시킬 수 있는 가능성이 있습니다. 따라서 이명이 있을 때 이비인후과 전문의를 찾아 청력검사를 시행하고 중도 이상의 난청이 동반된 경우에는 적극적인 청각재활을 통해 이명 호전을 꾀해볼 수 있습니다. 전도성 난청의 경우에는 수술적인 치료로 청력 회복이 가능할 수 있으며

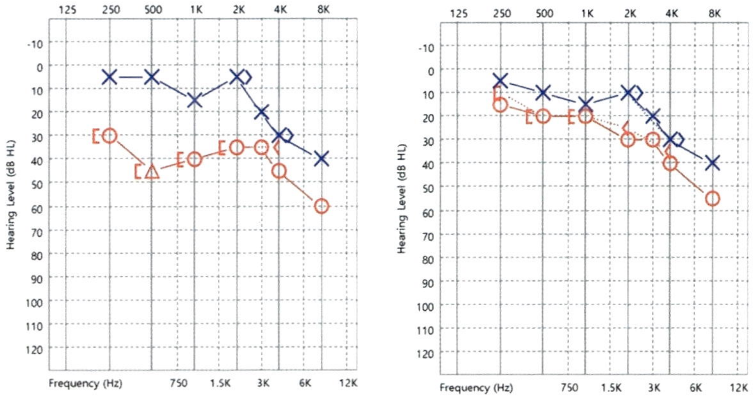

그림 16-2 우측 돌발성 난청을 동반한 이명 환자의 치료 후 호전된 청력 검사. 빨간색 선이 우측 청력을 나타내는 것으로, 돌발성 난청이 온 직후(좌측)에는 40 dB 정도의 난청 소견을 보이며 스테로이드 치료 후(우측) 25 dB 정도로 청력이 호전되었음.

감각신경성 난청인 경우에도 난청의 정도에 따라 보청기, 중이 임플란트, 인공와우 등의 치료를 통해 난청 재활을 하고 이차적으로 이명을 호전시킬 수 있으므로 정확한 진단과 치료가 꼭 필요하겠습니다.

또한 병원을 꼭 찾아야 하는 이명의 종류로 돌발성 난청과 동반된 이명이 있습니다. 본인이 주관적으로 느낄 수 있는 갑작스런 청력 저하와 동반되어 이명이 발생하는 경우에는 돌발성 난청으로 인한 이명의 가능성이 있습니다(그림 16-2). 돌발성 난청은 갑작스런 청력의 저하를 유발하는 질환으로 빠르게 치료를 하는 것이 예후에 중요한 것으로 알려져 있어, 청력 저하가 동반된 급작스런 이명의 경우에는 가능한 빨리 병원을 방문하는 것이 중요합니다.

또한 이명과 더불어 주위가 빙빙 도는 느낌의 어지럼증이 생기거나 귀가 먹먹한 느낌이 반복되는 경우에는 메니에르병의 가능성이 있겠습니다(그림 16-3). 메니에르병은 내림프수종이라고도 부르는 병으로, 달팽이관 안을 채우고 있는 림프액이 불어나서 이명과 함께 난청, 어

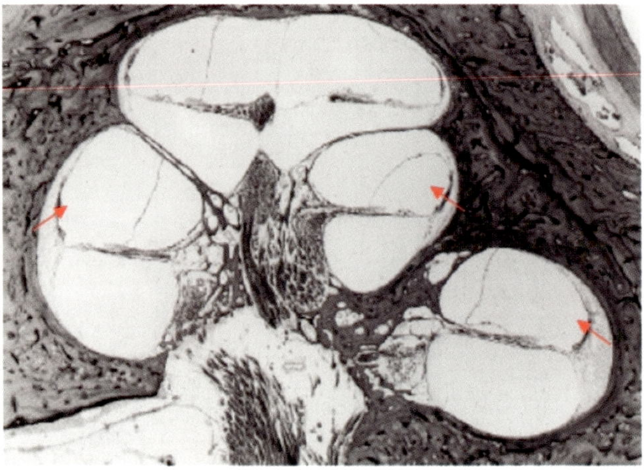

그림 16-3 내림프공간이 부풀어 있는 메니에르병 환자의 달팽이관 현미경 소견(화살표)

지럼 등의 증상을 반복적으로 유발하게 됩니다. 메니에르병의 경우 약물치료로 대부분 조절 가능한 이명의 원인이기 때문에 병원을 방문하여 진료를 받는 것이 좋겠습니다.

이 외에도 감각저하, 근력저하 등의 신경학적인 증상을 동반하는 경우에는 뇌경색 등 머리의 이상이 있을 가능성이 있어, 이명과 더불어 위와 같은 증상들이 있는 경우에는 병원을 방문하여 의사의 진료를 받는 것이 중요합니다.

대표적인 환자의 예시

83세 여자환자가 수년 전부터 지속되는 양쪽 이명으로 외래 내원하였습니다. 이명은 바람소리, 벌레 우는 소리가 들린다고 하였고, 낮에는 비교적 괜찮은데 밤에 자려고 누우면 더 심해진다고 하였습니다. 이명으로 인해 잠을 못 이룰 정도는 아니나 신경쓰이고 불편하다고 하였습니다. 어지러운 증상은 없었고, 대화를 하면 소리는 들리는데 말을 정확히 알아듣기가 힘들다고 하였습니다. 천식 외에 특별한 기저질환은 없었고, 외이도와 고막 검진상 이상소견은 보이지 않았습니다. 청력 확인을 위해 시행한 순음청력검사 상 양측에 중등도 감각신경성 난청이 확인되었습니다.

나이가 들어가면서 발생하는 노화성 난청과 이에 의해 이차적으로 발생한 주관적 이명으로 판단하고, 이명에 대한 상담 및 양측 보청기를 처방하여 사용하기 시작하였습니다. 보청기 사용 1개월 뒤 다시 외래를 내원하여 보청기 상담과 순음 청력검사를 시행하였고, 보청기를 통해 적절하게 청각재활이 이루어지고 있는 것으로 판단되었습니다(그림 16-4). 보청기를 사용한 뒤 대화도 잘 되었고, 이명도 크게 감소하여

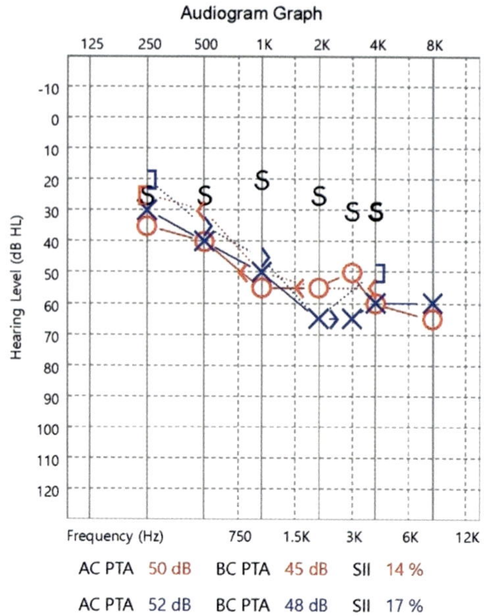

그림 16-4 난청으로 인한 이명 환자의 순음청력 및 보청기 사용 후 청력 검사 소견. 보청기 사용 전(우측: 빨간색 선, 좌측: 파란색 선) 양측 55 dB 정도의 중도 난청이 관찰되며, 보청기 사용 후(검은색 S선) 보정 청력은 25 dB 정도로 호전되었음.

생활하는 데 불편감이 없는 상태로, 향후 지속적으로 6개월에서 1년 간격으로 보청기 조절 및 청력검사를 시행하면서 경과 관찰하기로 하였습니다.

TINNITUS

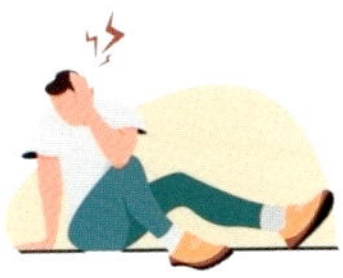

17

이명이 있을 때 어떤 검사가 필요한가요?

중앙대 장문영

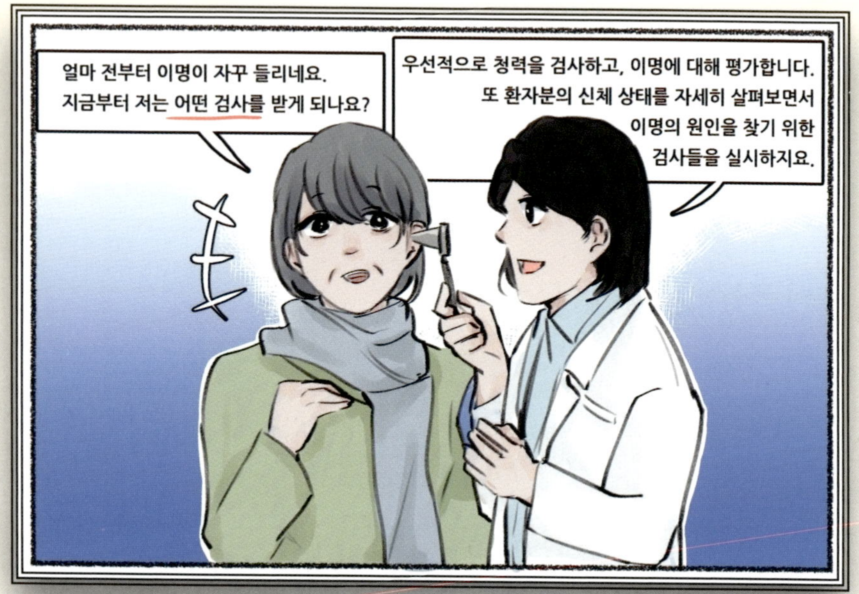
얼마 전부터 이명이 자꾸 들리네요.
지금부터 저는 어떤 검사를 받게 되나요?
우선적으로 청력을 검사하고, 이명에 대해 평가합니다.
또 환자분의 신체 상태를 자세히 살펴보면서
이명의 원인을 찾기 위한
검사들을 실시하지요.

누구나 갑자기 귀에서 이명 소리가 난다면 크게 놀라며 당황하게 될 것입니다. 또한 그 이명이 지속된다면 내 안에서 들리는 소리에 불편함과 고통을 느끼기도 합니다. 이명은 12세 이상 국민 중 19.7%에서 이명을 호소할 정도로 흔한 질환이지만, 드물게는 생명을 위협할 수 있는 질환의 첫 번째 증상인 경우도 있어 이명의 평가와 진단에는 모든 가능성을 염두에 두어야 합니다. 이러한 이명을 평가하고 원인을 찾기 위하여 시행하여야 하는 검사들에 대해 알아보겠습니다.

이명이 생겼을 때 가장 먼저 무엇을 확인하나요?

이명의 발생 원인으로는 난청과 관련된 질환이 가장 흔하지만 그 밖에도 두경부 질환, 턱관절 이상, 정신의학적 문제, 뇌종양, 뇌혈관 질환 등 여러 가지 다양한 원인에 의해서 생길 수 있습니다. 따라서 단순히 청력을 검사하는 것뿐만 아니라 다양한 원인을 감별하기 위해 이명을 평가하는 과정이 중요합니다. 이명의 평가 과정에서 이명이 들린 기간, 음의 높낮이, 음의 지속성 및 양상, 동반된 질환, 이명이 악화되는 요인, 과거에 앓았던 병력 등을 파악하게 됩니다. 또한 대부분의 이명은 주관적이어서 객관적으로 측정하기가 힘들어 이명 설문지를 받게 됩니다. 이는 이명이 환자의 생활에 미치는 영향을 확인하고 치료효과를 판정하는데도 크게 도움이 됩니다. 가장 흔히 사용되는 설문지는 이명장애척도(THI, Tinnitus Handicap Inventory)라는 설문지(그림 17-1)인데, 총 25개 항목으로 구성되어 항목별 점수를 합산하여 평가하게 됩니다.

이명장애척도

시행일: ____ 년 ____ 월 ____ 일

P	E	F	TOTAL

(항상 : 4 점, 가끔 : 2 점, 아니오 : 0 점)

아래 질문들을 읽고 항상/가끔/아니오 중에서 해당하는 곳에 표시해주십시오.

1F 귀에서 나는 이명으로 인해 사물이나 일에 집중하기 힘드십니까? (항상/가끔/아니오)

2F 이명의 소리크기로 인해 다른 사람들의 소리를 듣는데 어려움을 느끼십니까? (항상/가끔/아니오)

3E 이명으로 인해 당신은 때때로 화가 나십니까? (항상/가끔/아니오)

4F 이명으로 인해 당신은 때때로 혼란에 빠지십니까? (항상/가끔/아니오)

5C 이명으로 인해 당신은 절망적이라고 느낄 때가 있습니까? (항상/가끔/아니오)

6E 이명으로 인해 불평을 하거나 짜증을 낸 적이 있습니까? (항상/가끔/아니오)

7F 이명으로 인해 밤에 잠이 들 때 곤란을 겪은 일이 있습니까? (항상/가끔/아니오)

8C 당신은 영원히 이명으로부터 자유롭지 못할 것이라고 생각하십니까? (항상/가끔/아니오)

9F 이명으로 인해 사회활동을 하는데 지장을 받은 일이 있습니까? (항상/가끔/아니오)

10E 이명으로 인해 일을 할 때 좌절이나 실패의 느낌을 가진 일이 있습니까? (항상/가끔/아니오)

11C 이명으로 인해 자신이 매우 심각한 질병에 걸렸다고 느끼십니까? (항상/가끔/아니오)

12F 이명으로 인해 삶을 즐기는데 방해가 된다고 생각하십니까? (항상/가끔/아니오)

13F 이명으로 인해 집안일을 하거나 업무를 보는데 방해가 됩니까? (항상/가끔/아니오)

14E 이명으로 인해 때때로 매우 신경질적일 때가 있습니까? (항상/가끔/아니오)

15F 이명으로 인해 독서를 하는데 집중하기가 힘이 듭니까? (항상/가끔/아니오)

16E 이명으로 인해 때때로 당황하거나 혼란스러운 적이 있습니까? (항상/가끔/아니오)

17E 이명으로 인해 친구 및 가족과의 유대관계에 나쁜 영향을 줍니까? (항상/가끔/아니오)

18F 이명으로 인해 다른 일에 집중을 하는 것이 어렵다고 생각하십니까? (항상/가끔/아니오)

19C 당신을 이명을 전혀 제어할 수 있는 능력이 없다고 생각하십니까? (항상/가끔/아니오)

20F 이명으로 인해 자주 피곤함을 느끼십니까? (항상/가끔/아니오)

21E 이명으로 인해 기분이 저하됨을 느끼십니까? (항상/가끔/아니오)

22E 이명으로 인해 본인의 건강 등이 염려스럽습니까? (항상/가끔/아니오)

23C 당신은 더 이상 이명에 대항할 능력이 없다고 생각합니까? (항상/가끔/아니오)

24F 당신이 스트레스를 받을 때 이명증상이 더 악화됩니까? (항상/가끔/아니오)

25E 이명이 당신을 불안하거나 위험한 상태로 만든다고 생각합니까? (항상/가끔/아니오)

그림 17-1 이명장애척도 설문지의 예시

외래에 방문하면 어떤 검사를 받게 되나요?

환자가 이명을 주소로 외래에 방문하게 되면 문진과 함께 이학적 검사를 시행하게 됩니다. 검사로는 귀를 먼저 확인하여 귀지의 유무, 외이도의 상태 평가, 고막의 상태 평가, 중이 내의 병변 유무 여부를 확인하게 됩니다. 환자가 만일 심장 박동과 같은 리듬을 가진 이명인 박동성 이명을 호소한다면, 목 및 귀 주변을 확인하고 경정맥을 압박하는 검사도 진행할 수 있습니다. 환자가 난청이 동반된 경우 청력검사를 하기 전 소리 굽쇠로 난청 여부를 먼저 확인할 수 있고 턱관절이나 안구 돌출 여부를 확인하기도 합니다.

이후 뇌신경의 기능을 대화나 간단한 지시를 통해 평가해보고, 어지럼증과 관계가 있는 경우는 눈의 움직임을 확인하는 안진 검사나 두부충동검사 등을 확인하고 이상이 있는 경우 어지럼증과 평형 기능을 자세히 평가하기 위해 전기안진검사나 온도안진검사, 회전의자검사 등을 시행할 수 있습니다. 뇌 질환이 의심될 때는 간단한 보행 검사나 손과 다리의 움직임을 확인하여 소뇌 기능이나 뇌 질환의 여부를 감별하게 됩니다.

이명은 보통 청력검사를 많이 하던데 어떤 검사를 하는 건가요?

이명이 있어 청력검사를 할 때 가장 우선적으로 하게 되는 검사는 순음청력검사입니다. 일반적으로 청력 검사에서 가장 보편적으로 하게 되는 검사인데, 이 검사를 통해 환자의 청력도를 주파수 별로 측정해 난청의 유무를 확인하게 됩니다(그림 17-2).

이와 함께 시행 되는 다른 검사로는 어음청력검사가 있는데, 단순한 음이 아닌 말소리를 얼마나 잘 알아듣는지 확인하는 검사라고 할 수 있습니다. 이 검사를 통해서는 난청을 평가하고 후미로 질환의 가능성을 평가하게 됩니다. 또한 이명과 동반된 청각과민증이 있다면 이에 대한 보조적 진단과 추후 보청기를 사용하게 될 때, 보청기의 가

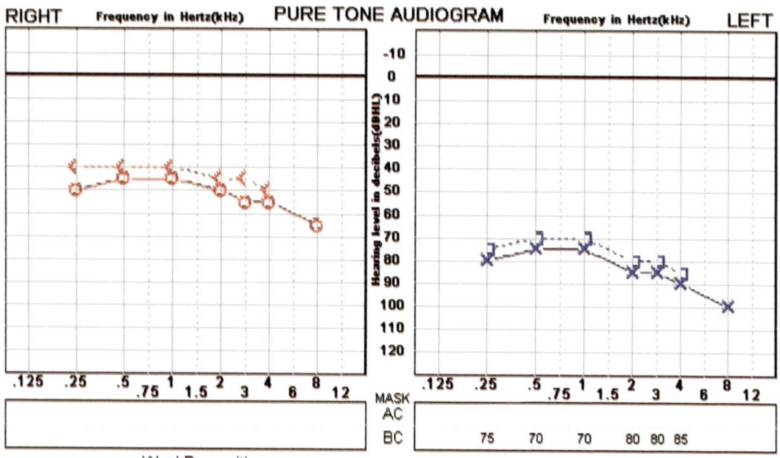

Word Recognition

	%	Stimulus	Mask	%	Stimulus	Mask
RT	88					
LT	48					
SF						

Pure tone averag

Right : 48.8 Left : 80

Calculate : (500+1k+2K+3K) / 4

Speech Audiometry

	SRT	Mask	MCL	UCL	DR
RT	44				
LT	76				
SF					

Tinnitus Matdhing

	Pitch	Loud.			
RT					
LT					

그림 17-2 순음청력검사 및 어음청력검사 결과표의 예시

용 범위를 확인하기 위해 시행될 수 있습니다. 또 다른 검사로는 환자가 호소하는 이명의 크기를 확인하기 위한 이명도 검사를 진행하게 되고, 임피던스 청력검사를 통해 고막의 운동성을 측정해 중이에 병변이 있는지 유무와 함께 개방성 이관 여부를 확인하게 됩니다. 청성뇌간반응검사는 소리 신호를 뇌로 전달하는 청신경의 손상 여부나 종양이 생긴 여부 등을 파악할 수 있는 객관적인 검사 방법이며, 마지막으로 이음향방사검사는 달팽이관 내의 외유모세포의 상태를 반영하여 환자의 이명이 어떤 문제로 인하여 발생하였는지를 추정하는 데 이용하게 됩니다.

이명이 있을 때 영상 검사는 하지 않나요?

이명이 생겼을 때 영상검사는 보통 주관적인 이명이 들리는 경우 이명에 감각신경성 난청이 동반되었을 때 난청의 원인 질환을 확인하기 위해 시행하는 경우가 잦고, 박동성 이명의 경우 신생물이나 혈류의 증가를 일으킬 수 있는 갑상선 기능 항진증 같은 질환이 유발할 수 있어 이를 감별하기 위해 자기공명영상(MRI, Magnetic resonance imaging)이나 전산화단층촬영(Computed tomography) 등을 시행하게 됩니다. 이명이 있을 시에 시행하는 영상검사에 관해선 다음 단원인 '18장 MRI는 어떤 이명일 때 찍어봐야 할까요'에서 상세히 알아보도록 하겠습니다.

그 밖에 다른 검사는 또 없나요?

이명의 원인 중에 드물게 턱 관절에 이상이 있어 이명이 유발되는 경우가 있으므로 턱관절의 움직임과 동반되어 이명이 발생하거나 심해지는 경우는 턱관절에 문제가 없는지 확인하여야 합니다. 또한 혈액을 통한 검사로 백혈구나 적혈구 수치에 문제가 없는지, 갑상선 호르몬의 기능은 정상인지 파악하게 됩니다. 그 밖에 임신 검사나 매독 검사 등을 하게 됩니다. 머리 안의 혈압이 높아져 이명을 유발할 수 있는 양성 두개내고혈압이 의심될 경우에는 대뇌와 척추를 순환하고 있는 뇌척수액의 압력을 측정하는 요추 천자를 시도해 확인해 볼 수 있습니다. 위와 같은 진찰과 검사에 특이 소견이 없고 감정적 혹은 정신적인 문제가 의심될 때는 정신의학적인 진찰을 시행해 볼 수 있습니다.

대표적인 환자의 예시

43세 여자 환자가 2주 전부터 우측 귀가 먹먹한 증상과 함께, '삐-' 하는 소리가 하루 종일 들려서 근처 이비인후과를 방문하였습니다. 귀의 통증, 진물, 어지럼증은 없었습니다. 특별한 기저 질환은 없는 환자로, 진찰 상 우측 고막은 호박색 빛을 띠었고, 시행한 순음청력검사 상 우측에 27 데시벨의 전음성 난청이 확인되었으며, 좌측 귀의 청력은 정상 범위였습니다(그림 17-3). 임피던스 청력검사 상 우측 B type이 확인 되었으며 우측 이명도 검사상 35 데시벨의 크기로 250 Hz의 이명이 확인되었습니다.

항생제를 사용하여 2주간 치료를 하였으나 호전이 없고 난청이 계속 지속되어 상급 대학병원으로 의뢰되었고 환기관 삽입술을 시행받

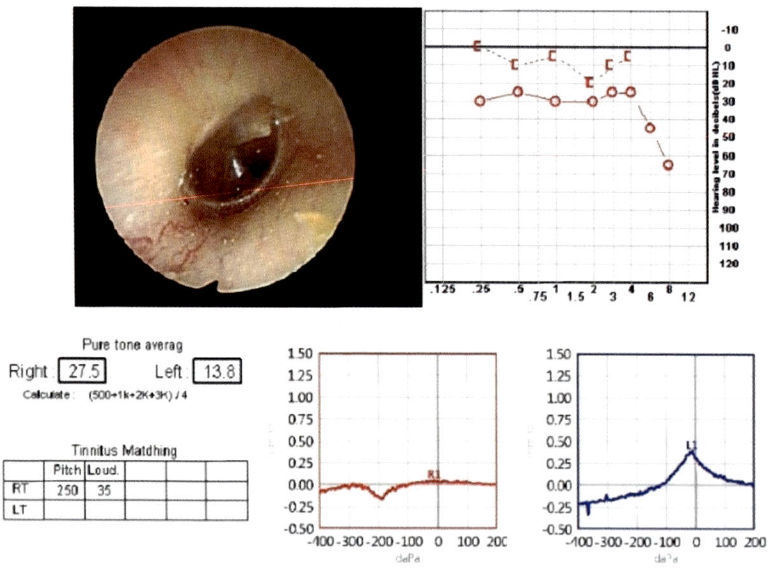

그림 17-3 삼출성 중이염으로 인한 이명 환자의 고막 사진과 청력 검사 결과 예시

았습니다. 환기관 삽입술 시행 후 1개월째 외래에서 확인한 순음청력 검사 상 청력은 대부분 정상 범위로 회복되었고, 이명도 소실되었습니다. 이후 외래에서 경과 관찰하기로 하였으며 현재 재발 없이 귀에 대해 특별한 문제 없이 잘 지내고 있습니다.

TINNITUS

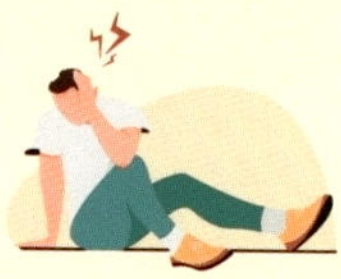

TINNITUS

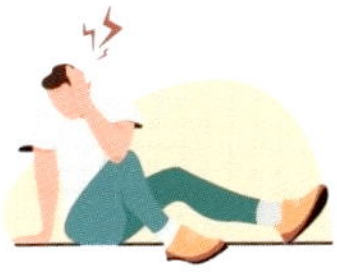

18

MRI는 어떤 이명일 때 찍어봐야 할까요?

경북대 이규엽

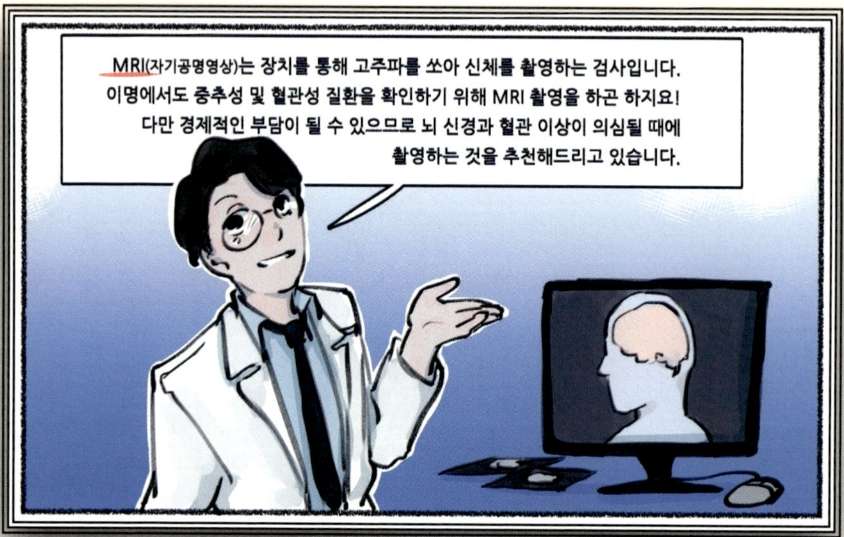
MRI(자기공명영상)는 장치를 통해 고주파를 쏘아 신체를 촬영하는 검사입니다.
이명에서도 중추성 및 혈관성 질환을 확인하기 위해 MRI 촬영을 하곤 하지요!
다만 경제적인 부담이 될 수 있으므로 뇌 신경과 혈관 이상이 의심될 때에
촬영하는 것을 추천해드리고 있습니다.

MRI (magnetic resonance imaging, 자기공명영상, 그림 18-1)는 자기장이 발생하는 장치에서 고주파를 신체에 쏘아 인체조직의 수소원자핵의 공명반응을 통해 나오는 신호를 영상화하는 검사입니다. 뼈보다는 근육, 신경이나 뇌와 같은 연부조직의 영상을 고해상도로 얻을 수 있으며 방사선의 해가 없는 영상검사 방법입니다. 자기공명 혈관조영술(MRA, magnetic resonance angiography)은 MRI 영상 중 조영제를 사용하여 혈관의 구조를 검사할 수 있는 방법입니다.

가끔 이명 환자에 대해서 MRI (magnetic resonance imaging)를 촬영할 필요가 있습니다. 이명에서 MRI는 주로 청신경 경로를 집중적으로 검사하며 경우에 따라서 뇌혈관 및 목 혈관을 검사하는 자기공명 혈관조영술(MRA)이 같이 시행되기도 합니다. MRI는 고가의 의료장비로 촬영 시에는 경제적인 부담이 크므로 모든 이명 환자에서 찍는 것은 추천되지 않으며 뇌 신경이나 혈관의 이상이 의심될 경우에 찍도록 합니다. 물론 이명 환자의 과도한 불안감을 해소하기 위해서도 찍을 수 있습니다.

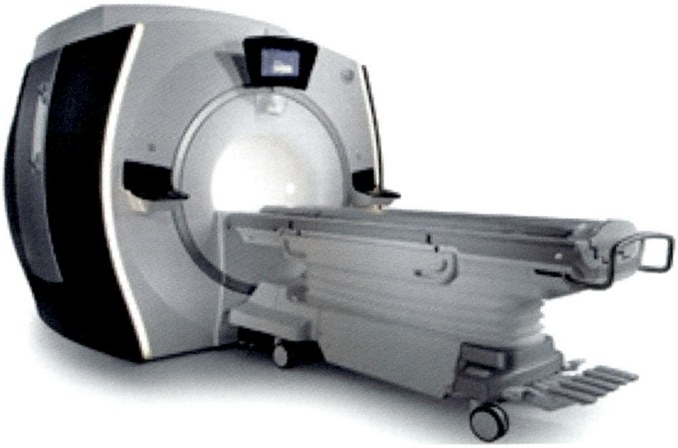

그림 18-1 자기공명영상(MRI)장치

이명 환자에서 MRI는 중추성 및 혈관성 질환을 감별하기 위해 찍는데 대부분의 이명은 주로 난청과 연관되는 달팽이관(와우, 말초청각기관)의 문제로 발생하기 때문에 정확한 이비인후과적 진찰을 통한 외이도, 고막, 중이와 이관, 두경부 부위에서의 이상소견을 확인한 후 MRI는 추가적인 검사로서 시행되어야 합니다.

이명은 비박동성 이명과 박동성 이명으로 나눌 수 있습니다. 비박동성 이명은 주로 주관적 이명으로 윙 소리 같은 경우가 많고 이런 비박동성 이명에서 MRI를 찍는 경우는 관련된 신경학적 증상이나 청각학적, 두경부에 이상 증상(symtoms)이나 증후(sign)가 있을 때 MRI 검사를 시행할 수 있습니다. 또 이런 증상이나 증후가 없더라도 일측성이나 비대칭성인 이명인 경우 시행할 수 있습니다. 관련된 신경학적 증상이나 청각학적, 두경부에 이상 증상(symptom)이나 증후(sign)가 없는 대칭성 비박동성 이명에서는 MRI 촬영이 추천되지 않습니다.

박동성 이명은 주로 혈관성 질환으로 이 경우 MRI 나 MRA 촬영을 추천합니다. 중이 질환이 의심될 경우 CT(컴퓨터 단층촬영)를 함께 시행할 수 있습니다.

미국 이비인후과 학회에서는 한쪽 귀에 국한되었거나 박동성 이명, 국소적 신경학적 이상, 일측성 난청 중 하나의 소견이 있을 경우 영상학적 검사를 진행하는 것을 권고하고 있습니다.

박동성 이명의 원인 중 가장 많은 것은 혈관성 질환으로 이 중 동맥성으로는 동정맥루(그림 18-2), 부신경절종, 경동맥경화증, 죽상동맥경화증, 동맥박리, 등골동맥, 신경혈관 압박증후군, 고실내 경동맥와 같은 중이나 혈관 연관 질환(그림 18-3)이 있으며 임신이나 갑상선기능항진증 등과 같은 심박출량이 증가하는 경우나 이경화증이나 파젯병과 같은 경우에도 발생할 수 있습니다.

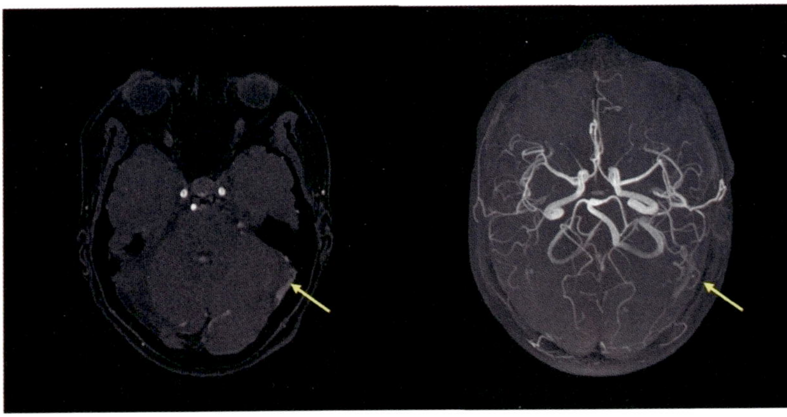

그림 18-2 좌측 S상 정맥동 동정맥루(화살표 부위)

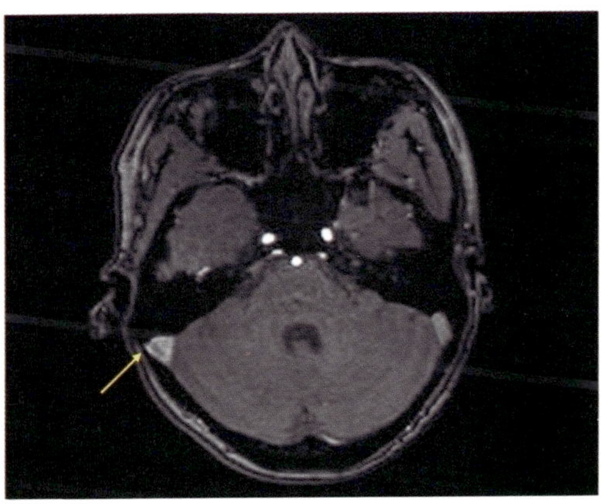

그림 18-3 우측 S상 정맥동 게실(diverticulum)

TINNITUS

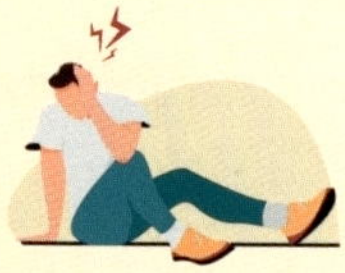

TINNITUS

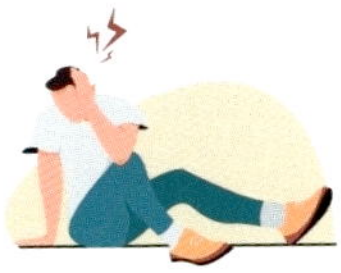

19

이명은 약 먹으면 낫나요?

서울대 추옥성

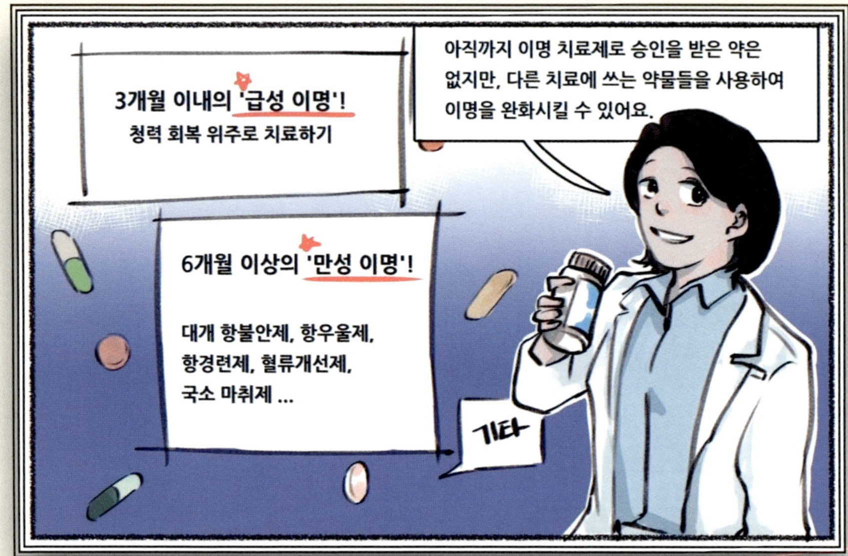
3개월 이내의 '급성 이명'!
청력 회복 위주로 치료하기
6개월 이상의 '만성 이명'!
대개 항불안제, 항우울제,
항경련제, 혈류개선제,
국소 마취제 ...
기타
아직까지 이명 치료제로 승인을 받은 약은
없지만, 다른 치료에 쓰는 약물들을 사용하여
이명을 완화시킬 수 있어요.

이명은 외부의 소리 자극이 없는 상황에서도 소리가 들린다고 느끼게 되는 질환이며 이러한 증상은 일상 생활에 많은 지장을 줄 수 있습니다. 전체 성인의 10~30%는 이명을 경험한 적이 있으며 이 중 약 20%는 이로 인해 많은 불편감을 호소합니다. 이명을 성공적으로 치료하기 위해서는 이명의 원인을 정확하게 파악하고 동반질환이 있을 경우 이를 적절하게 관리하는 것이 중요합니다. 일반적으로 이명의 치료는 크게 두 가지로 나뉘는데 첫 번째는 이명을 일으키는 기전을 차단하여 이명 자체를 없애는 것이고, 두 번째는 이명과 동반되는 우울, 불안, 초조, 불면 등을 극복하고 잘 적응할 수 있도록 돕는 것입니다. 그럼 과연 이명은 약물로 치료가 가능할까요? 현재 이명을 치료하기 위해 사용되는 약물에 대해서 알아보겠습니다.

이명을 위한 약이 따로 있나요?

이명의 치료로 다양한 약물이 소개되고 있지만 아직까지 이명치료제로 FDA 승인을 받은 약은 없습니다. 따라서 다른 치료에 쓰이는 여러 약물 중 이명을 경감 또는 완화시킬 수 있는 약물이 있는지에 대한 연구가 지속적으로 진행 중입니다.

그럼 어떤 약물이 이명에 도움이 되나요?

1. 급성 이명

이명은 발병기간에 따라 치료의 접근방법이 다를 수 있습니다. 즉, 3개월 이내로 지속되는 급성 이명의 경우 만성 이명의 치료방법과 차이가 있을 수 있습니다. 급성 이명은 자연적인 회복의 가능성이 있으며 이러한 증상이 빨리 회복할 수 있도록 도와는 것에 중점을 두는 경우가 많습니다. 예를 들어, 돌발성 난청이나 소음성 난청과 관련된 급성 이명의 경우에는 청력을 회복함으로써 이명 또한 좋아질 수 있습니다.

2. 만성 이명

3개월 이상 지속되는 만성 이명의 치료 약제로 승인된 약은 현재까지는 없습니다. 하지만 다른 질환의 치료 약물로 승인된 여러 약물 중 이명에 도움이 될 수 있는 약물은 다음과 같습니다.

① 항불안제

벤조디아제핀계 약물은 이명이 청각중추로 가는 것을 억제하여 이명의 증상 완화에 도움을 줍니다. 뿐만 아니라 항불안 및 진정효과를 가지고 있어 이명 환자에서 흔히 동반되는 불안, 불면, 스트레스 등의 해소에도 기여합니다. 벤조디아제핀계 약물은 약물의 작용시간에 따라 이명에 대한 효과가 다르며 일반적으로 작용시간이 짧은 약물일수록 효과가 좋지만 의존성 또한 높습니다.

가장 널리 쓰이는 알프라졸람(자낙스®)은 작용시간이 짧으며 여러 연구에서 이명의 경감 및 이명크기의 감소효과를 나타냈습니다. 작용시간이 조금 더 긴 클로나제팜(리보트릴®)은 국내에서 항간질약으로 처방되며 작용기간이 길어 오남용의 가능성이 적고 안전하게 사용할 수 있는 약물입니다. 벤조디아제핀계 약물은 오남용의 위험성, 진정작용, 인경변화, 기억력 감퇴, 기면 등 중추신경 부작용의 위험이 있어 사용시 주의하여야 합니다.

② 항우울제

이명이 심한 환자의 80%에서 우울증이 동반되기 때문에 이명의 치료에 항우울제를 사용할 수 있습니다. 항우울제는 이명에 직접적인 작용을 하기보다는 동반된 우울과 불안을 해소함으로써 이명의 개선 효과가 생기는 것으로 알려져 있습니다. 여러 보고에 따르면 항우울제는 우울감이나 불안증세가 있는 환자, 이명 정도가 심한 환자, 그리고 충분한 용량을 오랫동안 복용한 환자에서 효과가 확인되었습니다.

염산노르트리프틸린(센시발®)은 국내에서 시판되는 삼환계 항우울제의 한 종류로 우울 증세를 보이는 환자에서 가장 명확한 효과를 보이는 약제입니다. 그러나 삼환계 항우울제의 경우 부작용으로 기립성 저혈압, 빈맥, 오심, 구토, 진정작용, 정신운동장애, 정신집중장애, 근위축, 추체외증상, 파킨슨증 등이 생길 수 있습니다.

또 다른 항우울제인 선택적 세로토닌 흡수 억제제는 심한 이명 환자에서 치료 효과를 보이는 경우도 있었으나 우울증을 동반하지 않은 이명 환자의 경우 효과가 없었으며, 오히려 이명을 악화시키는 경우도 있었습니다. 최근의 문헌고찰에 따르면 항우울제는 잠재적인 효과가 있으나 이명치료에 항우울제가 명확한 효과가 있다고 말하기는 근거가 아직 부족합니다.

③ 항경련제

최근 항경련제는 만성통증 및 정신질환에서도 많이 사용되고 있는 약물입니다. 이명과 관련해서는 신경의 과활성을 감소시켜, 와우 및 중추성 이명을 조절하는 것으로 알려져 있습니다.

항경련제 중 카르바마제핀(테그레톨®)은 타자기 이명 또는 근경련성 이명에 효과가 있는 것으로 보고되었으며 가바펜틴(뉴론틴®)은 음향외상과 관련된 이명환자에서 효과가 나타났습니다. 부작용으로 간기능장애, 백혈구 감소를 포함한 혈액장애, 피부발진, 어지럼, 위장장애, 저혈압이 발생할 수 있습니다.

④ 글루타메이트 길항제 및 GABA 효현제

바클로펜은 중추신경계를 억제하는 GABA 유사체로 임상에서는 근이완제로 및 삼차신경통의 치료에 사용되고 있습니다. 이명에 대한 바클로펜의 효과가 보고된 적이 있었으나 당시 통계학적 유의성은 없었습니다.

아캄프로세이트는 알코올 의존증 치료제로 사용되며 중추신경계를 흥분시키는 glutamate의 길항제 및 GABA 작용제로 와우 및 청각중추에 모두 작용하여 이명치료에 효과가 있는 것으로 보고된 적이 있습니다.

경련억제제로 쓰이는 염산카로베린 또한 glutamate 길항제로 이명에 대한 치료 효과가 있었다고 보고하였으나 이를 반박하는 연구 또한 발표된 바 있습니다.

⑤ 은행잎 추출제

은행나무에서 추출한 활성물질은 혈액의 점도를 감소시키고, 혈관을 확장하여 혈액 순환을 개선하는 특징을 지니고 있습니다. 현재 은행잎 추출제는 뇌혈류 장애, 말초 혈관 질환, 어지럼증, 망막질환, 노화방지 등 다방면으로 처방되고 있습니다.

이명에 대한 치료 효과는 연구마다 다양한데 2004년 발표한 대조군 연구에서는 은행잎 추출제가 효과가 없다고 보고한 반면, 한 다기관 연구에서는 35% 이상에서 이명이 완전히 소실되었음을 보고하였습니다. 또한 2011년 발표한 연구에서도 은행잎 추출물의 긍정적인 효과를 주장하며 이명감소의 효과를 보기 위해서는 표준화된 기술로 추출된 은행나무 추출제를 사용하고 하루 160 mg 이상의 용량으로 3~6개월 이상 투여해야 한다고 제안하였습니다. 은행나무 추출제는 부작용이 거의 없어 안정성이 확보되어 있는 대표적인 혈관확장 및 혈류 개선제입니다. 다만, 와파린 또는 항혈소판제와 병용할 경우 출혈의 위험성이 증가하므로 사용 전 복용 중인 약물을 확인하는 것이 좋습니다.

⑥ 국소마취제

국소마취제는 아주 오래전부터 이명치료에 사용된 약물로 중추신경계의 비정상적 과민성을 억제하고 청각계의 신경 경로를 억제하는 것으로 알려져 있습니다. 하지만 정맥으로 사용해야 하고 짧은 기간에만 효과가 있고, 부작용으로 저혈압, 부정맥, 졸음, 언어장애, 쇼크증상, 심정지 등이 나타날 수 있어 현재 임상적으로 사용이 제한되고 있습니다.

⑦ 기타 약제

위의 기술한 약제 외에도 알레르기에서 널리 사용되는 항히스타민제, 협심증 치료제인 트리메타지딘, 혈소판 응집을 억제하는 프로스타글란딘, 칼슘채널 차단제, 이뇨제, 자연적으로 생성되는 멜라토닌, 아연, 비타민 B12 등이 소개되고 있습니다. 이명의 치료에 흔히 사용되는 약제를 정리하면 다음 표와 같습니다(표 19-1).

표 19-1 만성 자각적 이명의 약물 치료

1. 항불안제
클로나제팜, 옥사제팜, 알프라졸람, 클로나제팜

2. 항우울제
노르트립틸린, 아미트립틸린, 설트랄린

3. 항경련제
카바마제핀, 가바펜틴, 발프로익산

4. 글루타메이트 길항제 및 GABA 효현제
바클로펜, 아캄프로세이트, 메만틴, 네라멕산

5. 은행잎 추출제
타나민, 기넥신

6. 국소 마취제
리도케인

7. 기타 약물 치료제
항히스타민제, 트리메타지딘, 프로스타글란딘, 칼슘채널 차단제, 이뇨제, 멜라토닌, 아연 ATP, 메틸코발아민, 비타민 B12

이렇게 다양한 약물 중에서 이명치료로 어떤 약물이 주로 사용되나요?

2013년 국내 대학병원에서 이명약물치료의 현황에 따르면 혈관확장 또는 혈류개선제가 가장 많이 처방되고 있었고 그 다음으로 항불안제가 많이 처방되고 있었습니다. 혈류개선제 중에서는 은행잎 추출제인 타나민®과 기넥신®이 가장 빈도가 높았고, 항불안제는 벤조디아제핀 약물인 알프라졸람(자낙스®)이 가장 높은 빈도를 보였습니다. 국외에서도 유사한 처방 빈도를 나타냈으며, 혈관확장제 및 혈류개선제가 가장 많이 처방되었고 그 다음으로 항불안제, 항우울제 순으로 이명의 치료로 처방되고 있었습니다(그림 19-1).

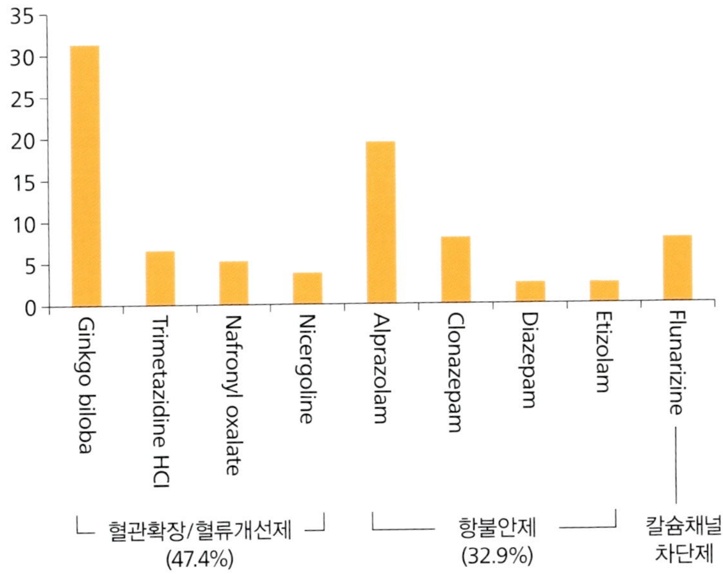

그림 19-1 국내 대학병원에서 이명치료로 자주 처방되는 약제 현황
(자료출처: 유신영 외, 대한이비인후과학회지, 2013)

그래서 이명은 약 먹으면 낫나요?

현재까지는 직접적으로 이명을 억제 또는 감소시킬 수 있는 공인된 약물은 따로 없습니다. 그러나 위에 소개한 약제를 적절하게 선택한다면 불안, 초조, 우울, 불면, 스트레스 등 이명과 동반되는 증상을 완화하여 삶의 질을 향상시킬 수 있습니다. 앞으로 지속적인 연구로 이명의 다양한 발병기전이 더 뚜렷해지고, 이명과 관련된 임상시험 방법이 개선된다면, 이명치료에 특화된 효과적이면서도 안전한 약제의 개발이 가능할 것입니다.

TINNITUS

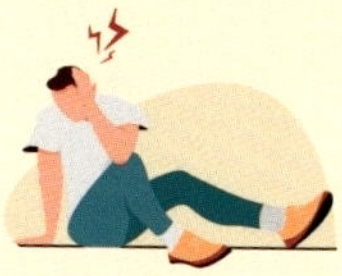

TINNITUS

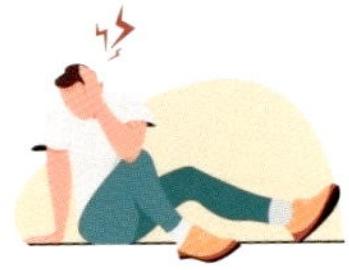

20

이명에 고막 주사를 맞으면 효과가 있나요?

연세대 문인석

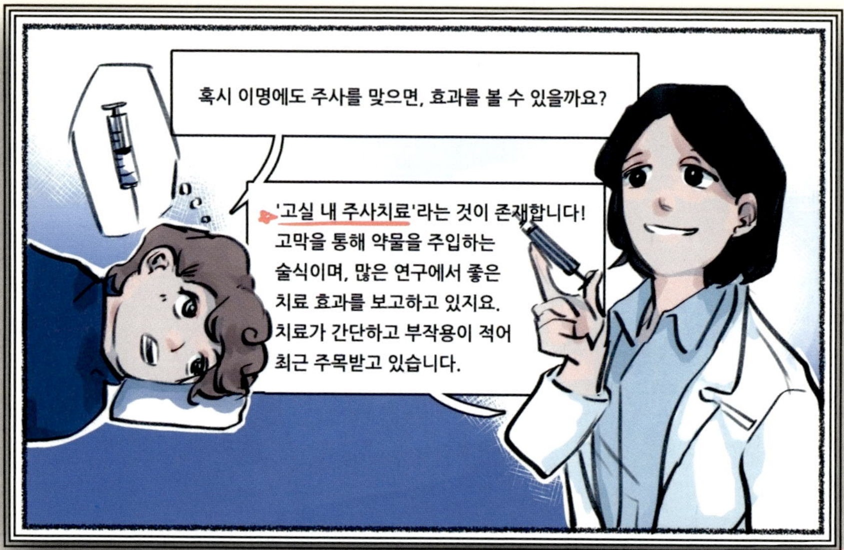
혹시 이명에도 주사를 맞으면, 효과를 볼 수 있을까요?
'고실 내 주사치료'라는 것이 존재합니다! 고막을 통해 약물을 주입하는 술식이며, 많은 연구에서 좋은 치료 효과를 보고하고 있지요. 치료가 간단하고 부작용이 적어 최근 주목받고 있습니다.

이명의 치료 중에서 최근에 주목을 받고 있고 임상에서 활발히 적용되고 있는 방법이 고실내 주사치료입니다. 고막주사라고도 부르는 고실내 약물주입 주사치료는 고막을 통해 중이강 내로 약물을 직접 주입하는 술식으로, 고농도의 약물을 전신적인 부작용 없이 중이를 통해 내이로 효과적으로 전달시킬 수 있으며, 비교적 간단하게 외래에서 시행할 수 있다는 장점이 있습니다(그림 20-1).

고실내 주사치료 중에서 가장 많이 쓰이는 약제는 스테로이드 제제입니다. 고실내 스테로이드 주입술은 돌발성 난청이나 메니에르병 환자에서 치료의 목적으로 적용되고 있고, 많은 연구에서 그 효과가 보고되었습니다. 또한 고식적 치료에 반응하지 않거나 치료시기를 놓친 환자 혹은 심한 당뇨나 고혈압, 신부전, 항암치료 등으로 인해 전신 스테로이드를 사용할 수 없는 환자에게 시도하여 완치율을 높일 수 있는 가장 좋은 방법입니다. 스테로이드는 항염증 작용을 통해 와우와 청신경의 염증을 감소시키는 작용을 하는 것으로 알려져 있으며, 이와

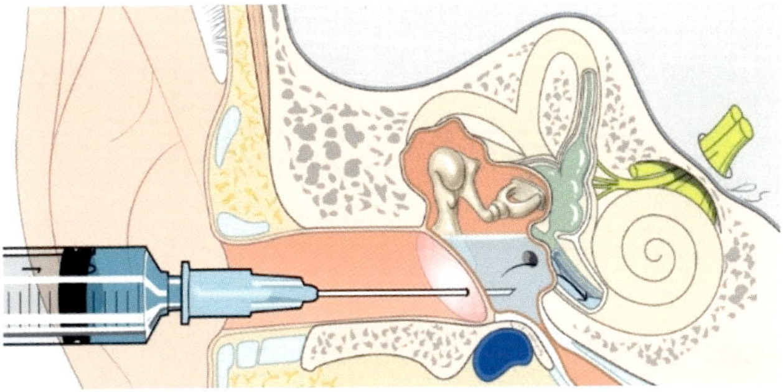

그림 20-1 고실내 주사치료의 원리.
약물을 고막주사를 통해서 중이강내에 채워 넣으면 중이강내에 고여 있는 약물이 달팽이관의 창문(정원창)을 통해서 달팽이관 내로 흡수됨. 이때 침을 삼키면 고여 있는 약물이 이관(유스타키오관)을 통해서 코로 빠져 나가므로 침을 삼키는 것을 가급적 삼가해야 함.

같은 기전을 통해 이명의 치료에 고실내 스테로이드 주입술이 활용된 연구들이 발표되기도 하였습니다. 또한 스테로이드 외에도 마취제의 일종인 리도카인을 이용한 고실내 주사치료가 소개된 바 있으며, 메니에르병 환자에서 겐타마이신 또는 스테로이드의 고실내 주사 후 이명 증상이 호전될 수 있음이 보고되기도 하였습니다.

고실내 주사치료의 방법은 다음과 같습니다. 환자가 비스듬히 누운 상태에서 머리를 병변의 반대측으로 돌리고 고막에 마취를 시행합니다. 25 gauge의 얇은 주사침을 이용하여 고막을 천자한 후 0.3~0.4 mL의 주사액을 천천히 투여받습니다. 이후 머리의 자세를 그대로 한 채 10분 이상 유지하고 침을 삼키지 않도록 (거즈를 입에 물고) 자세를 유지하여 정원창막이 투입된 약물과 접촉할 수 있도록 합니다(그림 20-2).

고실내 주사치료에 의해 생길 수 있는 부작용은 약물에 따라 다르나, 대부분 일시적인 어지럼증이나 경미한 통증에 한하며, 드물게 1~2%에서 주사를 맞은 고막의 자리에 고막천공(구멍이 나는 것)이 발생할 수 있습니다. 일반적으로는 정상적인 일상 생활(기능)을 저해하지 않

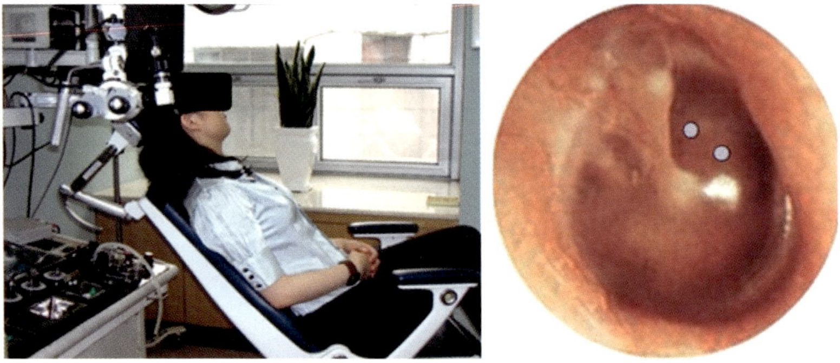

그림 20-2 고실내 주사치료를 위해 자세를 취한 모습(좌)과 주사를 시행하는 위치(우, 보라 점)

는 최소한의 불편만을 야기하며 큰 부작용이 없는 안전한 술식에 해당합니다.

이명의 치료에 있어 고실내 주사치료의 효과에 대해서는 아직은 논란이 있습니다. 많은 연구들에서 고실내 주사치료의 효과를 보고하였지만, 일부 연구에서는 효과가 없다는 의견을 제시한 경우도 있습니다. 이명 발생 초기에는 효과가 있다는 보고가 많지만 이명의 이환 기간이 긴 경우는 효과가 적다는 보고가 더 많습니다.

그러나 앞서 언급하였듯이, 이명이 동반될 수 있는 급성 음향외상, 소음성 난청, 돌발성 난청이나 메니에르병과 같은 기저 질환이 있는 경우에는 고실내 주사치료를 통해서 질환을 회복하고 이와 더불어 이명이 호전됨을 보고한 연구가 늘어나고 있고, 실제 그 활용도가 점점 높아지고 있는 추세입니다. 따라서 고실내 주사치료를 적용할 수 있는 적절한 적응증을 찾고 대상 환자를 잘 선택한다면, 이를 통해 이명의 치료에 긍정적인 효과를 기대할 수 있겠습니다.

TINNITUS

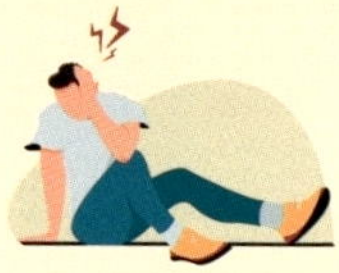

TINNITUS

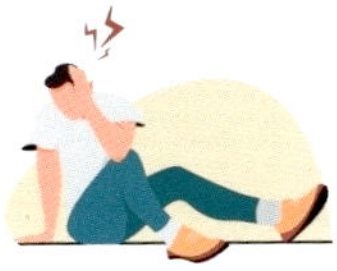

21

이명에 대한 소리치료는 어떤 것들이 있나요?

소리이비인후과 이호기

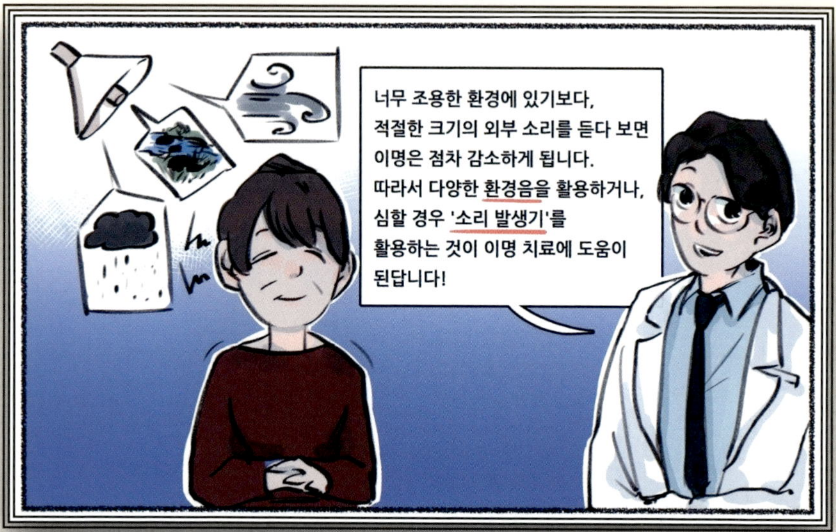
너무 조용한 환경에 있기보다,
적절한 크기의 외부 소리를 듣다 보면
이명은 점차 감소하게 됩니다.
따라서 다양한 환경음을 활용하거나,
심할 경우 '소리 발생기'를
활용하는 것이 이명 치료에 도움이
된답니다!

이명에 대한 소리치료는 이명재훈련치료에 포함된 치료방법으로 생활 주변에 흔히 있는 환경음이나, 소리를 인위적으로 발생시키는 기계 또는 보청기를 활용하는 것을 말합니다. 이명재훈련치료(TRT, tinnitus retraining therapy)는 Q 27 '아무리 치료해도 이명이 안 없어지는데 좋은 해결책이 있나요?' 내용을 참고하시기 바랍니다.

이명은 주변 환경에서 발생하는 소리환경에 따라 그 양상이 변하는 경우가 많습니다. 즉, 이명으로 불편을 느끼는 많은 사람들은 조용한 환경에서 이명이 더 크게 들리지만, 주변이 소란한 소음 환경에서는 이명이 들리지 않거나 인식하지 못합니다. 즉, 외부로부터 적절한 소리를 듣게 되면 개인이 느끼는 이명의 세기는 상대적으로 약해지며 점차 들리지 않게 됩니다. 이러한 원리에 따라 이명을 치료하는 방법으로 소리치료가 도입되었습니다.

소리를 전달할 수 있는 방법으로 생활 환경 가운데 존재하는 환경음, 탁상용 소리기구, 스마트폰, 소리발생기, 보청기가 있습니다(표 21-1).

이러한 이명에 소리를 활용하여 치료에 도움을 받는 방법들에 대하여 알아보겠습니다.

표 21-1 소리치료를 위한 도구

소리치료의 도구
1. 환경음 2. 탁상용 소리기구 3. 스마트폰 4. 소리발생기 5. 보청기

환경음이란 무엇인가요?

우리의 주변 생활환경 가운데 존재하는 소리를 말합니다. 예를 들면, 여름철에 선풍기 돌아가는 소리, 에어컨 소리, 컴퓨터 팬 소리, 창문 밖에서 들려오는 바람 소리, 차 지나가는 소리, 물 흐르는 소리, 비 오는 소리, 냉장고 소리, 환기구 소리, 자연으로부터의 소리 등 매우 다양한 환경음을 소리치료의 한 방법으로서 활용할 수 있습니다.

이명치료에 활용되는 소리기구는 어떤 것이 있나요?

집안에서 사용하는 CD 혹은 MP3 플레이어, 스마트폰, 오디오세트, 라디오, TV 등을 활용할 수 있습니다. 최근 스마트폰의 활용도가 높아짐에 따라 스마트 폰에서 소리를 발생하는 앱을 설치하거나 적절한 음원을 저장하여 활용할 수 있습니다.

이명 환자를 위해 특별히 제작된 소리발생기도 활용하는데, 현재 낮 시간에 주로 사용할 수 있는 귓속형과 취침시간 전후를 활용하여 사용할 수 있는 베개형 소리발생기가 있습니다(그림 21-1) 귓속형 소리

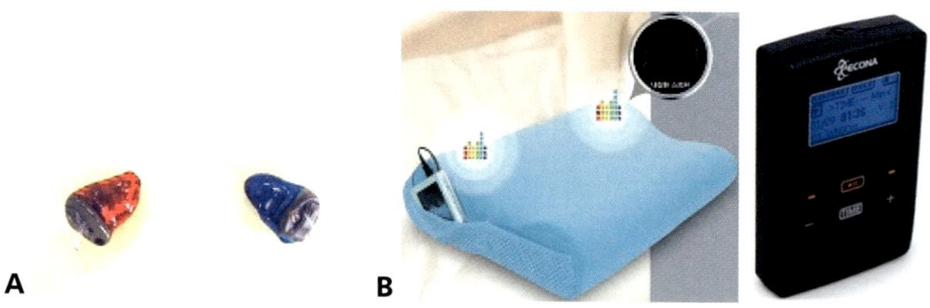

그림 21-1 소리발생기. A, 귓속형 B, 베개형

발생기는 크기가 귀속에 들어갈 정도여서, 외부에서는 잘 보이지 않으며, 일상활동 중에 시간과 장소에 구애받지 않고 사용할 수 있는 장점이 있습니다. 난청이 동반된 이명 환자에게는 소리발생기의 기능이 포함된 보청기를 사용할 수 있습니다.

베개형 소리발생기는 어떤 경우에 사용하나요?

이명은 주변이 시끄러울 때에는 잘 느끼지 못하다가 조용한 환경이 되면 강하게 느껴지는 경향이 있습니다. 예를 들면 잠들기 전 조용할 때는 이명을 더욱 크게 느끼게 되어 성가실 수도 있고 심하면 수면을 방해할 수도 있습니다. 귓속형 발생기는 착용한 채로 누워서 취침하기에 불편하므로 베개형 소리발생기를 활용하여 취침 전후에 소리 자극을 자연스럽게 줄 수 있습니다.

소리발생기에서는 어떤 소리가 나나요?

소리발생기에서 발생하는 소리는 지속적이고 정서적으로 중립적인 소리이며 일반적으로 사람이 들을 수 있는 전 주파수 영역이 포함된 소리(백색잡음)를 사용합니다(그림 21-2). 소리치료로 활용되는 소리는 그 소리로 인하여 환자가 특별한 자극을 받지 않도록 최대한 편안한 소리가 좋습니다.

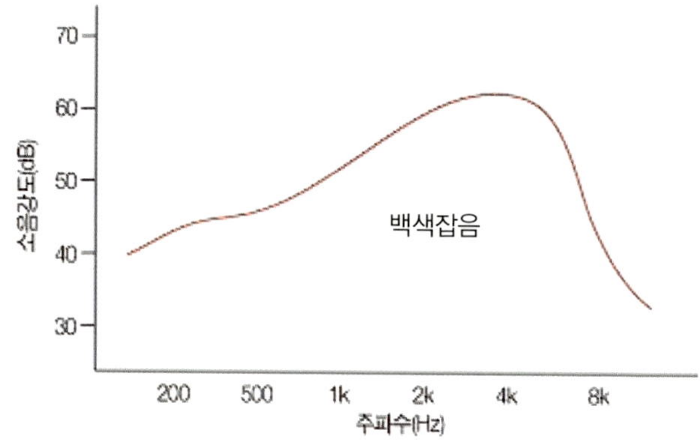

그림 21-2 소리발생기에서 사용되는 백색잡음. 전 주파수 영역의 소리가 포함되어 있음.

소리발생기는 어떻게 사용하면 좋은지 알려 주세요.

이명이 한쪽 귀에서만 들리는 경우에도 양측 귀에 소리자극을 함께 주는 것이 더욱 효과적입니다. 소리발생기를 사용할 경우에는 하루에 적어도 8시간 이상씩 착용하도록 권장하며 특히 조용한 환경에서는 더욱 적극적으로 사용해야 합니다. 그리고 큰 소리에 민감하게 반응하는 청각과민증이 있는 경우에는 작고 부드러운 소리부터 점차적으로 적응해 나갈 수 있도록 소리의 종류와 강도를 적절히 조절해 나가는 것이 필요합니다. 다음과 같은 원칙을 갖고 사용하면 좋습니다.

〈소리발생기의 올바른 사용방법〉

- 하루에 최소 8시간 이상 사용합니다.
- 소리발생기를 편하게 느끼는 데는 수 주일이 소요됩니다.

- 치료효과를 신뢰하고 편안한 마음으로 사용하시기 바랍니다.
- 소리발생기를 처음 사용 시에는 이명이 일시적으로 커질 수도 있습니다.
- 이명의 변동이 있더라도 '좋은' 날, '나쁜' 날 구분 없이 꾸준히 사용하십시오.
- 조용한 환경은 피하고 라디오, 테이프, CD, TV, 창문 열어 놓기 등 환경 소음을 최대한 활용하십시오.
- 소리발생기를 처음 착용 시 조용한 곳에서 볼륨을 조절하고 그 후에는 외출을 하거나 주변의 배경 음에 의해 소리가 들리지 않더라도 볼륨을 높이지 마십시오. 소리발생기는 여전히 작동하고 있습니다.

보청기가 이명치료에 꼭 필요합니까?

이명과 함께 난청이 있는 경우에는 보청기가 필수적입니다. 보청기는 의사소통의 도움 외에도 대뇌로 소리신호를 잘 전달해 주어 이명을 줄이는 데 매우 중요한 의미를 갖기 때문입니다. 따라서 이명이 있는 환자는 반드시 이비인후과 전문의의 진료를 통해, 청력상태와 이명의 원인에 대한 정확한 진단을 받고 그에 따른 가장 적절한 치료 방법을 결정해야 합니다.

대표적인 환자의 예시

34세된 남자 환자는 3개월 전부터 왼쪽 윙- 소리, 오른쪽 츠- 하는 소리가 나서 병원을 찾았습니다. 그 당시 보일러 소리, 컴퓨터 팬 돌아가는 소리 등 외부 소리에 예민해졌으며 어느 순간 외부 자극이 없어도 소리가 발생하였습니다. 이명의 크기에 따라 일상생활에 지장을 줄 만큼 불쾌감이 심해졌으며 약물치료를 해 보았으나 차도가 없어 불치병인가 하는 걱정 및 이명에 대한 부정적인 생각이 많아졌습니다. 병원을 방문하여 이비인후과 전문의의 진료 후 소리치료를 포함한 이명재훈련치료를 하기로 결정하였습니다. 이명재훈련치료 상담을 통하여 이명에 대한 전반적인 이해와 함께 일상생활에서 이명을 집중하지 않으려고 노력하다 보니 생활 가운데 불편함이 감소되기 시작하였습니다. 이명재훈련치료 상담 후 적절한 소리를 스마트폰에 저장하여 매일 10시간 이상 소리치료를 병행하였습니다. 처음에는 음원을 통한 소리를 듣는 게 힘들었지만, 점차 적응이 되기 시작하였고 심리적으로도 편해졌습니다. 하지만 직업 특성 상 섬세한 작업을 요하기 때문에 그 결과에 따른 감정 기복이 심했으며, 이명 크기에 변동이 있어 감정적인 변화가 많았습니다. 하지만 이명재훈련치료에 대한 이해도가 높아지면서 감정적인 변화를 잘 극복할 수 있었습니다. 이명이 들리는 순간에도 음원을 통한 소리 듣기로 이명을 무시할 수 있었으며, 물 분수대 등 환경음도 같이 사용하여 소리 치료 시간을 유지하였습니다. 지속적인 이명재훈련치료 상담과 소리치료를 통해 이명이 인식되는 시간이 서서히 줄어 들었습니다. 현재 하루 5분 정도만 이명이 인식되며, 이명이 평소의 삶에 전혀 지장을 주지 않고 있고, 이명으로 인한 불편감이 없어졌습니다.

TINNITUS

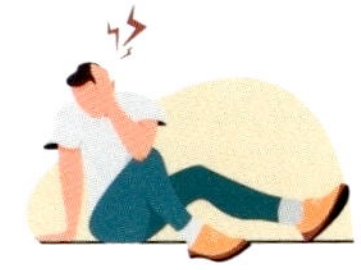

22

보청기가 이명 치료에 도움이 되나요?

을지대 심현준

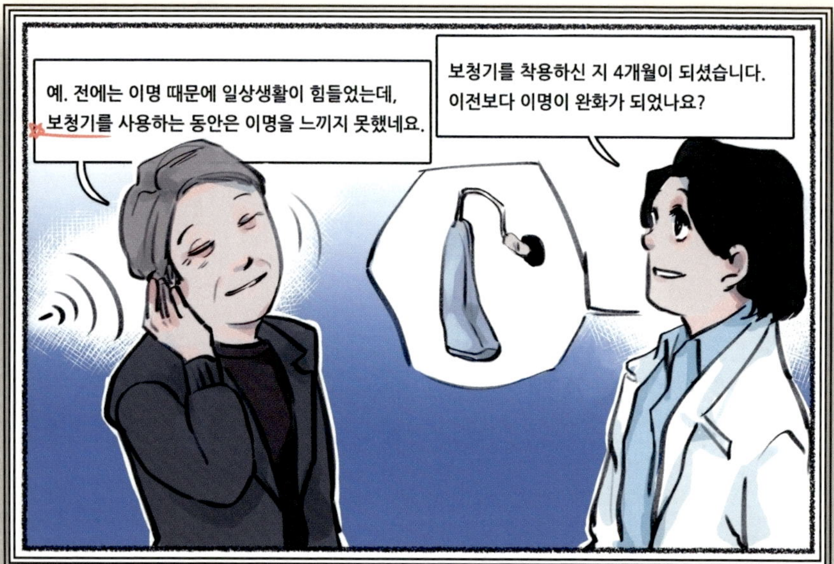
예. 전에는 이명 때문에 일상생활이 힘들었는데, 보청기를 사용하는 동안은 이명을 느끼지 못했네요.
보청기를 착용하신 지 4개월이 되셨습니다. 이전보다 이명이 완화가 되었나요?

이명 환자의 90% 이상은 어느 정도의 난청을 수반하고 있습니다. 난청은 흔히 높은 소리 영역에서부터 시작되기 때문에 난청의 초기에는 실생활에 불편감을 유발하지 않는 경우가 많기 때문에 이명이 난청의 조기 신호가 되기도 합니다. 반면에 난청이 있다고 모두 이명이 있는 것은 아니고 난청이 있는 사람의 절반 정도에서 이명을 동반하는 것으로 알려져 있습니다. 난청과 이명이 밀접한 관계가 있는 것은 두 가지 증상 모두 속귀(내이)에 있는 말초청각기관인 달팽이관 손상에 의해 발생하기 때문입니다. 다만 달팽이관이 손상되면 대부분 난청을 유발하지만 이명은 대뇌가 어떻게 적응하는가에 따라 발생하기도 하고 하지 않기도 합니다. 왜냐하면 이명은 달팽이관 손상 때문에 입력되는 소리의 감소가 대뇌 신경전위의 변화를 일으켜 소리처럼 느끼는 이상 감각이기 때문입니다. 보청기는 원래 난청을 해결하기 위해 개발된 의료기기인데 이명에도 효과가 있을 것인가? 정답은 "매우 효과가 있다." 입니다. 그러면 청력에는 불편감이 없는데 이명치료만을 위해 보청기를 착용하여야 할지, 이명치료를 위한 보청기를 착용하면 언제까지 착용하여야 할지 등 많은 이명 환자분들이 궁금해하는 점에 대하여 알아보겠습니다.

보청기가 이명 치료에 도움이 되는 원리는 무엇인가요?

이명은 기본적으로 적절한 소리 자극이 대뇌로 전달되지 못하기 때문에 발생하기 때문에 보청기를 이용하여 충분한 소리를 대뇌로 전달시켜 주는 것은 매우 합리적인 치료방법이 됩니다. 조용한 곳에 있을 때 이명이 크게 들리는 대비효과는 이명을 가진 모든 분들이 느끼는 현상인데 난청이 있다면 항상 조용한 곳에 머물러 있는 것과 마찬가지이기 때문에 보청기를 이용하여 주변음을 충분히 듣도록 해주면 이명이 도드라지게 들리지 않고 이명에 집중하지 않고 주위를 분산시키는 효과가 나타나게 됩니다. 또한 보청기는 이명에 의한 불편감을 감소시키고 대뇌가 이명을 더 이상 중요하지 않은 소리로 인지하여 적응시키게 하는 역할을 합니다. 난청은 일상생활에서 항상 상대의 말소리나 중요한 소리를 놓치지 않을까 하는 긴장상태에 놓이게 하기 때문에 스트레스를 만들고 이러한 스트레스는 이명을 더욱 심하게 느끼게 만드는데 보청기를 이용하여 난청으로 인한 스트레스를 해소하면 이명 치료에도 도움이 됩니다. 그러나 만성이명의 경우 어떤 치료를 하던지 갑자기 이명이 중단되는 경우는 없고 달팽이관 손상에 의한 대뇌의 변화를 원래 상태로 돌리기 위해서 상당한 시간이 필요하기 때문에 인내심을 가지고 치료하는 것이 중요합니다.

어떤 이명에서 보청기가 효과적인가요?

난청을 동반하는 모든 이명에 대하여 보청기가 도움이 되지만 특히 난청으로 인한 불편감을 느끼는 경우 이명 치료 외에 소리를 잘 들을 수 있는 이득도 생기기 때문에 더 효과적이라고 볼 수 있습니다. 그러나 난청이 심하지 않은 경우에도 개인차이는 있지만 보청기를 착용하면 이명 치료에 효과를 볼 수 있습니다. 그러나 무엇보다 중요한 것은 전문의 진료를 통해 이명과 난청의 원인을 먼저 정확히 찾고, 가장 적절한 보청기를 처방받은 후 전문적인 조절 과정을 통해 불편감 없이 잘 착용하는 과정이 반드시 필요합니다.

소리 듣는 데 불편감이 없어도 보청기를 착용하는 것이 좋은가요?

소리를 듣는데 주관적으로 불편감을 느끼지 못하더라도 정확한 검사에서 난청이 확인되는 경우 보청기를 착용하는 것이 권장됩니다. 최근 일부 보청기는 이명치료용 소리 발생기를 내장하고 있어 외부에서는 보청기 기능으로 사용하고 실내나 조용한 공간에서 보청기 기능이 필요 없는 경우에는 이명치료용 소리 발생기로만 사용할 수 있도록 조절할 수 있어 편리합니다. 소리를 듣는 데 불편감이 없는 경우 처음에는 보청기로 증폭되는 소리가 오히려 불편한 경우도 있으므로 어느 정도의 적응기간이 필요합니다.

보청기는 착용은 어디에서 어떻게 상담받는 것이 좋은가요?

보청기는 고막이나 중이강에 질환이 있는지, 어떤 종류의 난청이 있는지 또는 난청의 종류가 어떤지에 따라 적응이 될 수도 있고 아닐 수도 있기 때문에 먼저 이비인후과 전문의에게 이명과 난청에 대한 진료를 받는 것이 필요하겠습니다. 어떤 경우에는 보청기가 아니라 수술적인 치료로 청력을 호전시키거나 이명을 치료할 수 있는 경우도 있습니다. 만약 보청기 착용의 적응이 된다면 개개인의 난청의 특성과 귀 상태에 따라 가장 적절한 종류의 보청기를 처방받는 과정이 필요하겠습니다.

이명치료용 보청기가 따로 있는지요?

난청이 심하지 않은 이명 환자분이나 고음역대 난청만을 동반한 이명 환자분들은 가급적 이명을 습관화를 유도하기 유리한 소리발생기를 장착한 보청기를 이용하는 것이 좋습니다. 그러면 보청기로 소리를 증폭하여 듣고 있는데도 이명이 들리는 경우 보청기 기능에 소리발생기 기능을 추가하여 사용할 수 있고 조용한 곳에서 소리 증폭이 필요하지 않은 경우에는 소리발생기로만 사용할 수도 있습니다. 난청이 심하지 않을 경우 보청기가 외이도를 완전히 막게 되면 이명이 더 심해지는 경우가 있으므로 보통 개방형 보청기가 추천됩니다(그림 22-1).

이명치료를 위한 보청기를 착용하면 언제까지 착용하여야 할까요?

이명 때문에 보청기를 착용하는 많은 분들이 궁금해하는 질문입니

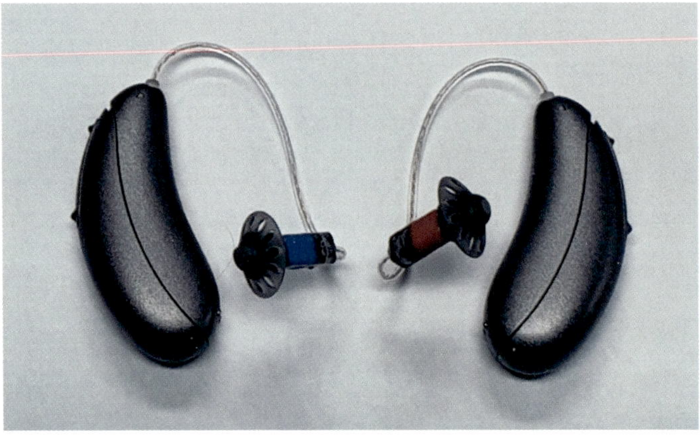

그림 22-1 개방형 보청기

다. 처음 보청기를 착용하게 되면 보청기를 사용하는 동안에는 이명을 못 느끼거나 아주 적게 느끼고 보청기를 벗으면 이명을 다시 원래대로 느끼게 됩니다. 그러나 시간이 흐르면서 이명을 대뇌에서 적응하게 되면서 보청기를 안 쓴 상태에서도 이명이 느껴지지 않을 수 있고 이때 보청기 착용을 중단할 수도 있습니다. 그러나 보통의 경우 이명을 가지고 있는 분들은 난청이 동반되어 있고 보청기로 난청에도 도움을 받아 왔기 때문에 이명이 치료된 후에도 지속적으로 보청기 사용을 원하는 경우가 많습니다.

대표적인 환자의 예시

65세 남자 환자가 10여 년 전부터 발생한 양측 이명이 있었는데 최근 일년 전부터 심해서 내원하였습니다. 양측에 "쏴" 하는 매미 우는 듯한 소리가 하루 종일 들리고 특히 조용한 곳에서 심하고 이명 때문에 잠들기가 몹시 힘들다고 하였습니다. 난청은 심각하다고 느끼지는 않지만 TV 시청을 할 때 볼륨을 크게 튼다고 식구들이 이야기하고 사람들이 많은 식당이나 커피숍에서 상대의 말이 분명하게 들리지 않는 경우가 있다고 하였습니다. 환자는 최근 수개월간 여러 병원에서 약을 처방받아 복용하였지만 별로 도움이 되지 않았습니다. 환자에게 보청기의 필요성을 설명하고 양측에 개방형 보청기를 착용시켜 아래 그림과 같이 청력을 올려 드렸습니다.

보청기를 착용하는 동안에는 이명을 잘 못 느끼는 정도이지만 어떤 경우에는 보청기를 써도 이명이 느껴진다고 하여 평상시에는 보청기 기능만 사용하고 이명이 심한 경우에는 보청기 기능에 소리 발생기 기능으로 파도소리를 같이 듣도록 하였습니다. 처음에는 보청기로 듣

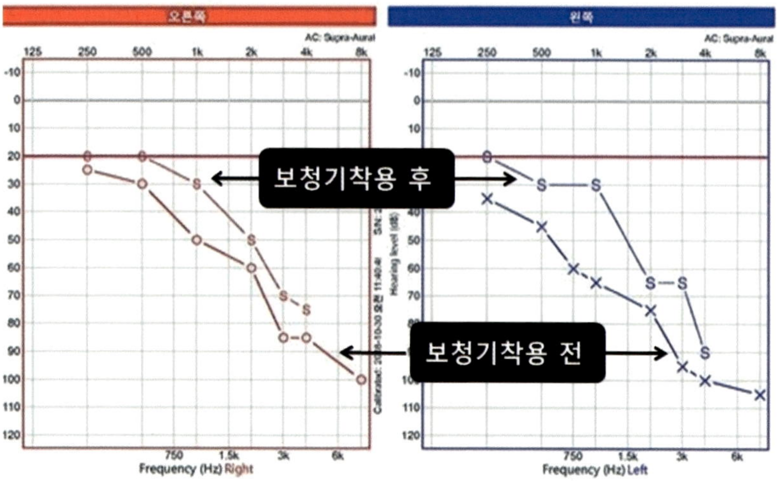

그림 22-2 보청기 착용후 청력이 호전됨을 보여주는 청력도.
S가 표기된 선은 보청기 착용 후 좋아진 청력도를 표시함.

는 소리가 불편하였지만 3개월쯤 지나면서 깨어 있는 시간에는 항상 보청기를 사용하게 되었고 보청기를 사용하는 동안에는 이명을 거의 느끼지 못하게 되었습니다.

TINNITUS

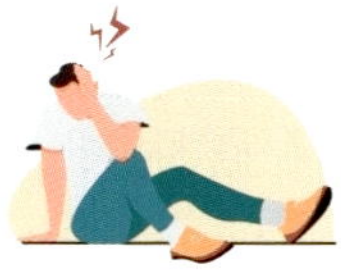

23

침이나 한약으로 이명을 치료하는 것이 근거가 있나요?

가톨릭대 서재현

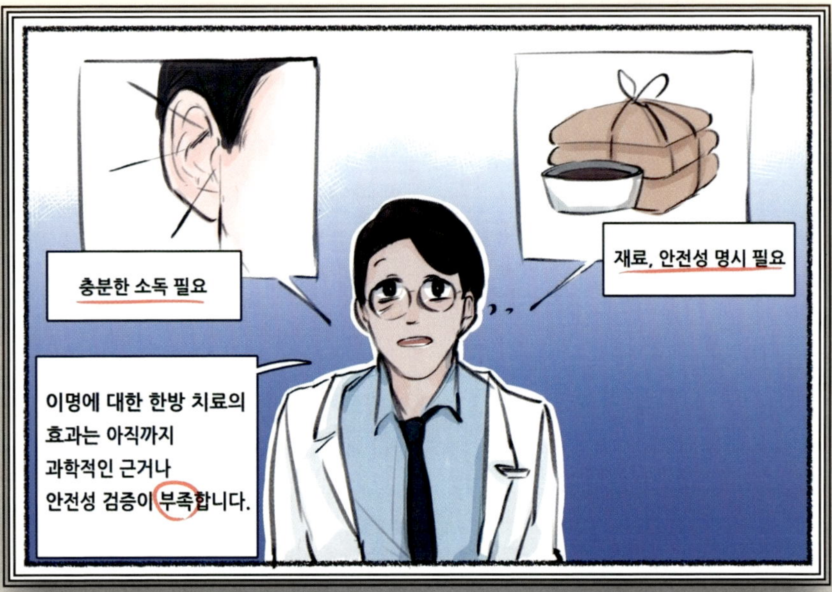
충분한 소독 필요
재료, 안전성 명시 필요
이명에 대한 한방 치료의
효과는 아직까지
과학적인 근거나
안전성 검증이 부족합니다.

이명으로 병·의원을 방문하였으나 명확한 진단과 해결법을 제시받지 못하고 실망하여 한의원을 찾는 환자들을 종종 볼 수 있습니다. 한의학을 전공하지 않은 입장에서 다른 의료영역인 한방에 대해서 언급하는 것은 조심스러운 부분이 있는 것이 사실이지만, 국내외에서 발표된 학술 문헌을 검토하여 한방에서 설명하는 이명의 발생기전과 치료방법을 살펴보고, 그 치료결과에 대한 국내외 보고를 고찰하여 객관적으로 기술하고자 합니다.

한방에서는 이명의 원인을 어떻게 설명하고 있나요?

한방에서는 이명의 원인을 다른 장기들과의 관계성에서 보고 있으며, 다른 장기의 기운을 돋우고 보완하는 치료를 통해서 이명을 치료할 수 있다고 설명하고 있습니다. 이명의 주된 원인을 신장기능(즉, 콩팥 기능)의 부족과 비위기능(즉, 비장과 위장의 기능)의 부족으로 설명합니다. 귀나 뇌신경과 멀리 떨어져있는 신장과 비장의 기능저하를 이명의 원인으로 설명한다고 해서 무조건적으로 무시할 수는 없는 것이, 한방에서 이야기하는 오장육부는 현대의학에서 설명하고 있는 인체의 장기 구조와 상당히 다르기 때문입니다. 한방에서의 신장기능이라 함은, 의학에서의 전해질, 노폐물 대사 등을 뜻하는 것이 아닌, 일종의 타고난 그릇을 의미합니다. 한방의 신허(신장의 기능 저하)는 타고난 것이 부족하거나, 이미 가지고 있는 기능을 많이 소모하였다는 것을 뜻한다고 합니다. 그리고, 비위가 약하다, 간기능이 적체되었다 등 여러 원인으로 설명하나 이 또한 의학적인 소화기계통의 문제와는 다른 의미를 지니며 일종의 스트레스와 관련되어 있다고 설명합니다. 즉, 몸이 허약하고 스트레스가 과도하여 이명이 발생한다는 설명인데, 부분적으로는 현대의학에서 설명하는 이명의 발생기전과 유사한 내용도 있지만, 구체적인 발병기전에 대한 규명 없이 모호하고 추상적인 내용으로만 설명하고 있다는 한계점이 있습니다.

이명의 한방적 치료에는 어떠한 것이 있나요?

이명의 한방치료에는 대표적으로 침, 뜸, 한약치료가 있습니다. 그 외 전기침, 경피전기자극요법, 사혈요법, 부항 등을 시행하기도 합니다.

한방 교과서와 논문을 살펴보면, 한방적인 분류 체계에 따라 귀 근처의 혈자리에 침이나 뜸 시술을 하거나, 팔과 다리의 혈자리에 시술을 합니다(그림 23-1).

이명의 한방치료 효과에 대한 근거는 있나요?

현재까지 이명에 관한 한의학 연구의 대다수는 문헌 고찰에 그치고 있으며 임상 발표는 미흡한 실정입니다. 이명의 침 치료에 관한 해외 및 국내 논문 다수에서도, 침 치료가 이명 증상 완화에 유효하다는 근거가 부족하고 향후 한계점을 보완한 체계적인 연구가 필요하다는 결론이 많습니다.

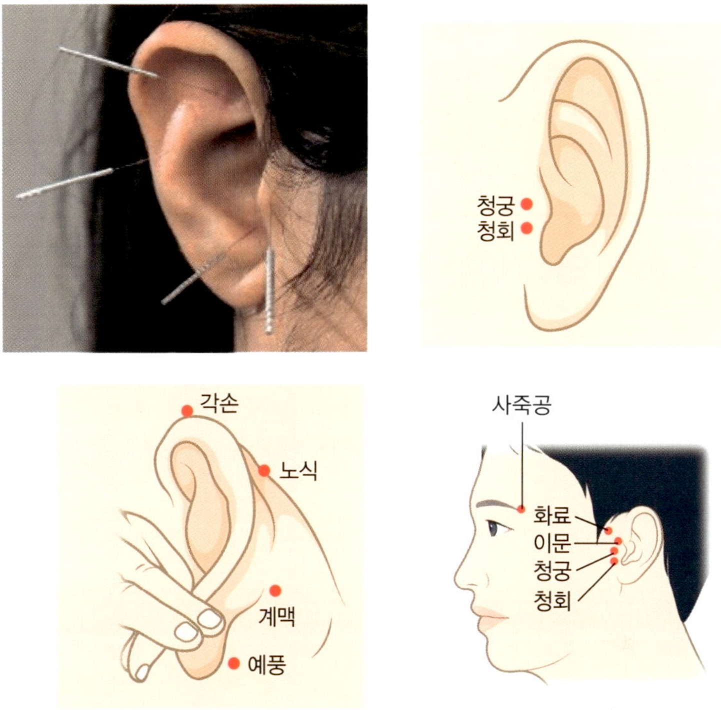

그림 23-1 한방 침치료에서 자주 사용하는 혈자리(이문, 청궁, 청회, 예풍)

2014년에 미국 이비인후과학회에서 발표한 이명에 대한 임상 진료지침에 따르면, 일부 연구에서 침(acupuncture) 치료가 효과가 있다는 보고도 있으나 다수의 체계적인 연구에서는 침 치료의 효과가 없다고 하였습니다. 문헌 결과를 종합할 때 침 치료의 이득과 위해에 대한 판단을 내릴 수 없으며, 권고할 수 있는 치료방법은 아니라고 평가하였습니다.

이명에 대해 한방치료를 받는 것이 안전할까요?

한방 침 치료를 귀에 직접 시술하는 경우 주의가 필요합니다. 만약 시술 전 후 충분한 소독이 이루어지지 않을 경우, 귀의 피부와 연골에 염증이 발생하고 세균감염으로 이어질 수 있습니다. 또한 귀에 침 치료 후 통증이 지속될 수 있습니다.

귀에 뜸을 뜨는 경우 피부에 직접 열자극이 가는 직접구의 경우에는 피부의 화상 및 2차 감염이 발생할 수 있어 주의를 요하며, 목 부위에 침 치료, 부항치료를 하는 경우 시술 전 후에 충분한 소독이 이루어져야 합니다.

한약은 여러 약제를 넣어 끓이는 방식으로 조제하는 특성상 어떠한 약제가 들어가는지 알기 쉽지 않습니다. 처방전을 공개하는 한방의료기관도 있으나, 비방으로 정확히 어떤 약제가 얼마의 용량으로 들어갔는지 알려주지 않는 경우가 많습니다. 한방 학술지에 게재된 이명에 대한 한약은 한방 임상에서 비교적 자주 사용하는 처방으로 비교적 안전하다고 하나, 각 약제 추출물 및 여러 약제 추출물을 혼합하여 복용하였을 때의 안전성이 객관적으로 입증되었다고 보기는 어렵습니다. 빈도가 높지 않지만 한약 복용 후 전격성 간염이 발생할 수 있는데, 어떠한 약제를 복용 시 발생할 수 있는지 명시되어 있지 않은 점도 고려해보아야 합니다.

이명에 대한 의학적인 치료로 호전되지 않는 경우 대체의학이나 한방치료를 접하는 환자들도 많이 있습니다. 그러나 모든 약물이나 치료에는 효과와 부작용이 모두 존재하므로 그에 대한 과학적인 연구와 검증은 필수적입니다. 이명에 대한 한방 치료는 아직까지 과학적 근거와 안전성에 대한 연구가 부족한 것이 사실이므로, 이명 환자의 한방치료 효과에 대한 막연한 기대감이나 안전할 것이라는 맹목적인 믿음은 주의해야 할 것으로 생각됩니다.

TINNITUS

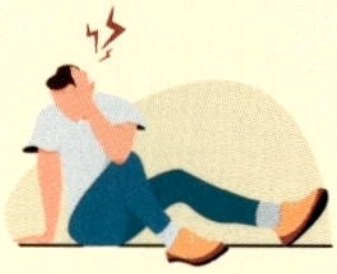

TINNITUS

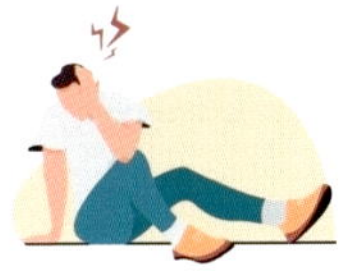

24

이명에 전기 치료나 자기장 치료가 얼마나 효과적인가요?

이화여대 이호윤

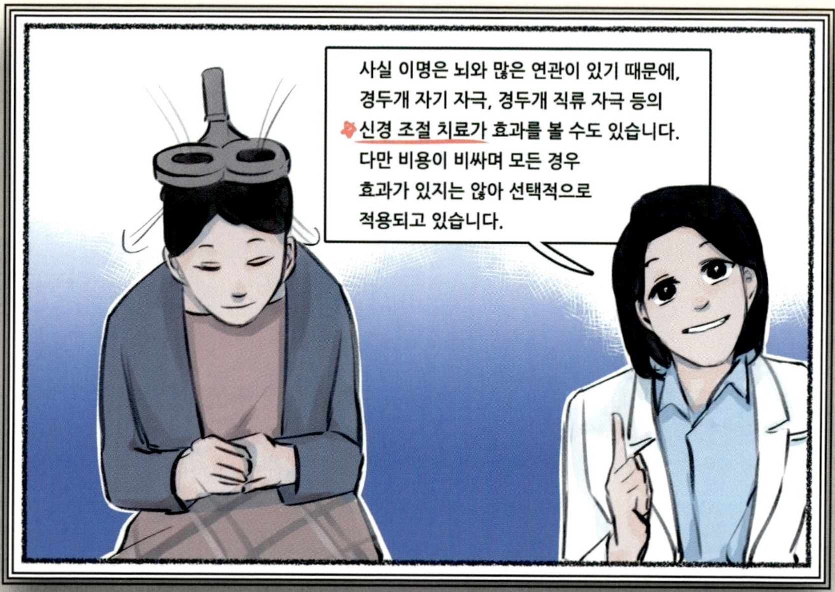
사실 이명은 뇌와 많은 연관이 있기 때문에,
경두개 자기 자극, 경두개 직류 자극 등의
신경 조절 치료가 효과를 볼 수도 있습니다.
다만 비용이 비싸며 모든 경우
효과가 있지는 않아 선택적으로
적용되고 있습니다.

이명은 뇌의 변화와도 많은 관련이 있습니다. 소리를 처리하는 뇌 안의 중추 청각계 내에 비정상적인 신경 활동이 생길 때 이를 이명으로 인지하게 될 수 있습니다. 이명과 관련있는 대표적인 중추 청각계 내 신경 변화로는 자발 신경 발화율의 증가나 동시성 증가 등이 대표적입니다. 모든 난청을 가진 환자들이 이명을 듣게 되는 것은 아니지만, 특정 주파수 대역의 청각 정보가 상위 기관으로 올라가지 못하는 경우가 발생할 수 있습니다. 이러한 현상이 가장 흔하게 발생하는 경우는 노화성 난청이나 소음성 난청이 대표적입니다. 이러한 청각계의 변화에 발맞추어 청각피질의 재구성을 겪게 되고, 뇌의 서로 다른 영역 간의 기능적 연결성에도 변화가 일어나게 되면, 이명이 지속되고, 커질수도 있고, 불편감이 지속될 수 있습니다.

이명은 뇌의 문제인가요?

뇌의 여러 영역이 이명과 관련이 있다고 알려져 있습니다. 청각 피질의 경우, 이명이나 난청이 있는 경우, 신경 활성이 증가됨은 잘 알려져 있습니다. 전전두엽은 청각 기억을 저장하고, 청각 피질로 가는 정보에 대한 억제를 담당하는 기관입니다. 대상엽은 이명에 집중하게 만들고, 감정의 변화에 관여합니다. 변연계 중 편도체는 감각 자극에 대한 감정적인 변화를 유발하게 되는데, 이명에 대한 감정적인 변화가 지속되면, 해마에서는 계속 이러한 이명을 계속 떠올리게 만들어, 이명이 습관화되는 것을 막아 지속적인 이명을 갖도록 이명의 유지에 관여합니다.

시상은 뇌 한 가운데에 위치하며, 피질하 회백질을 구성하며, 시각 및 청각의 감각 정보를 대뇌 피질로 전달하는 역할을 담당합니다. 이명의 신호는 이곳에서 억제되는데, 이 기능에 문제가 생기면 이명을 느끼게 된다고 이야기하는 과학자들도 있습니다. 이외에 감마파 증가 및 세타파 증가 등과 같은 뇌파의 변화 등도 잘 알려져 있는 뇌의 변화 중 하나입니다.

신경 조절 치료는 어떻게 작용하는거죠?

기본 개념은 반복적인 뇌 자극을 통해, 신경 가소성을 유도하고, 이를 통해 병적인 신경 활성을 정상적인 신경 활동으로 돌리고자 하는 것입니다. 이를 위해서는, 영상 의학적 연구나 뇌자도 연구를 통해서 밝혀진 뇌 영역을 직접 자극하거나 또는 기능적 연결성을 이용하여 접근이 용이한 부위를 간접 자극하여, 주된 병변 부위에 변화를 주고자 하는 것입니다.

신경 조절 치료에는 어떠한 것들이 있나요?

먼저 수술적 치료가 필요한 침습적인 신경 조절 치료와 필요없이 전극을 붙이면 되는 비침습적인 치료로 간단히 구분해볼 수 있겠습니다. 침습적인 신경 조절 치료에는, 인공 와우 수술, 경부 미주 신경 자극, 심부 뇌자극술이 대표적이며, 비침습적 신경 조절 치료에는 경피적 미주 신경 자극술, 경두개 자기장 자극, 경두개 직류 자극, 경두개 무작위 잡음 자극 등이 대표적입니다.

경두개 자기 자극은 무엇인가요?

자기장을 걸어서 피질 흥분성을 변화시키는 자극법으로, 작동 범위는 4.5 cm 크기, 깊이는 2 cm 정도를 자극할 수 있습니다. 한 번 자극했을 때는 1초도 안되는 시간 동안만 피질의 탈분극이 진행하지만, 반복해서 자극을 주게 된다면, 신경 가소성에 의해 수분 이상 이러한 효과가 유지된다고 알려져 있습니다.

이러한 경두개 자기 자극의 효과에 영향을 미치는 인자들은 많이 알려져 있습니다. 대표적인 것은 자극 주파수인데요. 경두개 자기자극으로 1 kHz 미만의 낮은 주파수 자극을 해주었을 때, 피질의 흥분성을 가라앉힌다고 알려져 있어서 가장 널리 이용되지만, 다른 연구들에서는 이러한 주파수에 의한 효과 차이는 많지 않다는 보고도 많습니다. 향후 더 많은 연구을 통해 이명에 대한 치료 효과가 검증될 것으로 기대됩니다. 최근에는 치료 효과를 높히기 위해서, 다양한 주파수로 자극해주거나, 청각 피질 및 전전두엽의 복합자극이나 또는 세타-버스트 자극 등 다른 조건을 이용하여, 그 효과를 극대화하려는 노력을 하고 있습니다. 이러한 경두개 자기 자극 치료의 합병증으로는 간질, 두통 등이 알려져 있습니다(그림 24-1).

경피적 미주 신경 자극은 무엇인가요?

미주 신경은 피질-변연계-시상-선조 신경 회로에 직간접적인 연결이 되어 있어서, 이명이나 우울증에 공통적으로 변화를 보이는 전전두엽, 대상엽, 뇌섬엽, 쐐기앞소엽 등에 직간접적 조절 효과를 보입니다. 약물 저항성 간질이나 우울증의 치료를 위해 미국 식품 의약품 안

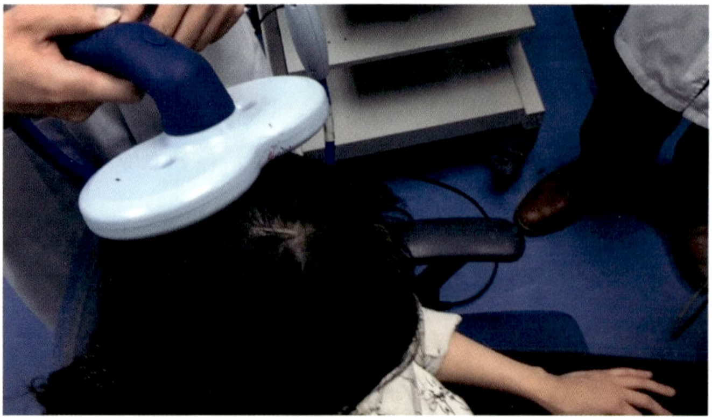

그림 24-1 운동 중추를 자극하기 위해 경두개 직류 자극을 시행하는 모습

전처에서 허가를 받은 경부에 전극을 삽입하는 삽입하는 치료와 유사한 효과를 보이면서도, 몸에 칼을 대지 않고 미주 신경이 지나가는 귀의 피부를 자극하는 치료가 경피적 미주 신경 자극이 되겠습니다. 주된 효과는 신경 가소성을 증진시키는 것이기에, 흔히 소리 자극 치료와 함께 시행됩니다. 동물 실험에서는 이명을 줄이는 것으로 보도되었으나, 동일 조건으로 사람을 대상으로 하였을 때는 뚜렷한 이명 감소 효과는 관찰되지 않았습니다만, 몸에 큰 위해를 가하지 않고, 시도해볼 수 있다는 점에서, 최근 이러한 아이디어에 착안한 다양한 자극 기기들이 개발되고 있습니다(그림 24-2).

경두개 직류 자극은 무엇인가요?

역치하의 1~2 mA의 약한 전류를 두피에 흘려주면, 대부분은 소실되지만, 일부는 휴지막 전위 조정을 통해 자연 발화율을 조정하고, 대뇌 피질의 흥분성에 변화를 일으키게 됩니다. 전류의 흐름에 따라,

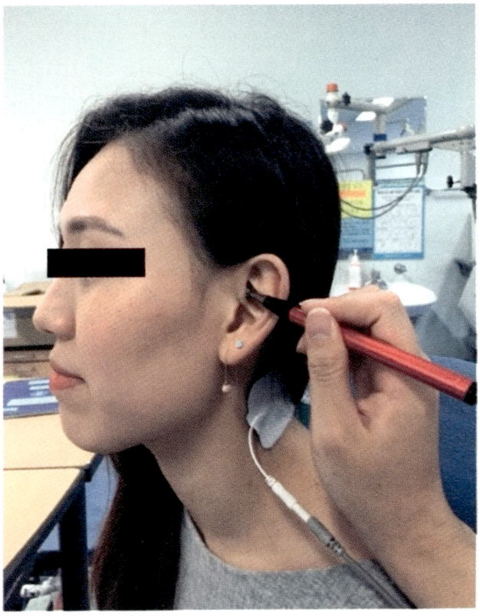

그림 24-2 좌측 이개를 자극하는 경피적 미주 신경 자극을 시행하고 있는 모습

양극 및 음극의 위치를 조정함에 따라 대뇌 피질을 흥분시키기도 하고, 억제시키기도 할 수 있습니다. 한번 자극의 효과는 보통 90분 정도 지속될 것으로 추정하고 있습니다. 기존 연구에서는, 소리 자극과 함께 시행했을 때, 이명 크기의 33%가 감소했고, 이명 불편감 설문지 상에서 26점이 감소하여, 유의한 효과가 보고된 바 있습니다.

한편 우울증 조절을 위하여 대표적인 약물인 lexapro와 경두개 직류 자극 간 비교 연구가 최근 시행된 적이 있었으나, 조증의 발생율이 높고, 치료 효과에 있어서 약물이 우위를 보여 아직까지는 자극 부위나 자극 강도 등에 대해서 추가적인 연구가 필요한 상태입니다(그림 24-3).

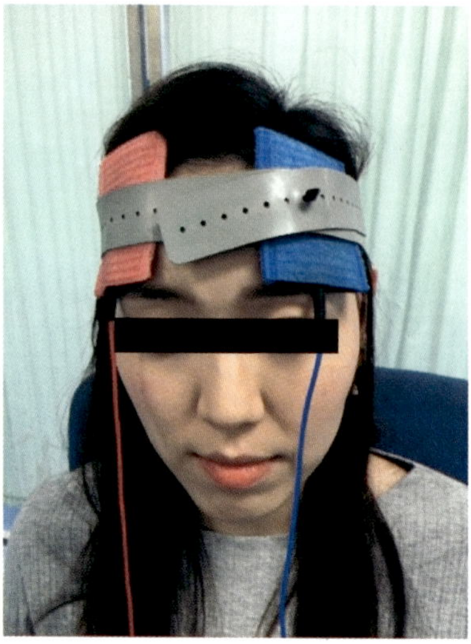

그림 24-3 경두개 직류 자극을 이용하여 양측 전전두엽을 자극하는 모습

신경 조절 치료의 한계점은 무엇인가요?

치료 효과에 있어서 개인차가 있을 수 있고, 또한 보험으로 치료할 수 있는 항목에 해당하지 않아, 치료 환경에 따라 비싼 비용을 지불해야 한다는 단점이 있습니다. 각 나라의 식품의약품안전처에 의료기기로 신청 시 사용 허가를 신청하지 않은 경우도 있어서, 이에 대해서는 아직까지는 제도적인 보완이 먼저 필요할 수 있습니다. 예를 들면, 미주 신경 자극의 경우, 미국에서는 치료에 반응하지 않는 간질이나 우울증에 대해서는 치료 적응증으로 되어 있으나, 이명 자체에 대해서는 허가 사항이 나라마다 다릅니다. 신경 조절 치료 중 경두개 자기장 자극술 같은 경우는 우리나라에서도 우울증을 동반한 이명 환자에서 시도해볼 수 있습니다만, 우울증 진단 코드를 진단에 붙여야 할 수 있고,

병원마다 다르지만, 1회당 5~10만원 정도의 금액을 지불해야 하므로, 그 비용은 비싼 편입니다.

신경 조절 치료는 언제 할까요?

이론상 이명의 병태 생리에 가장 근접한 치료이지만, 아직까지 어느 부분을 어떤 자극을 이용하여 치료를 할지 정립되지 않은 분야입니다. 따라서, 아직까지는 모든 이명 환자에게 이용하기보다는, 약물 치료, 상담 및 소리 치료 등 기존의 치료를 충분히 했음에도 반응을 보이지 않고 괴로움이 큰 환자들을 대상으로는 시도해볼 수 있겠습니다.

TINNITUS

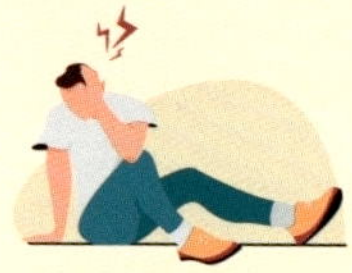

TINNITUS

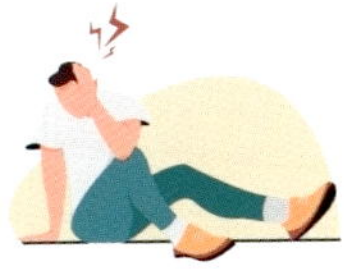

25

인공와우나 중이 임플란트로 이명이 좋아지기도 하나요?

아주대 정연훈, 김한태

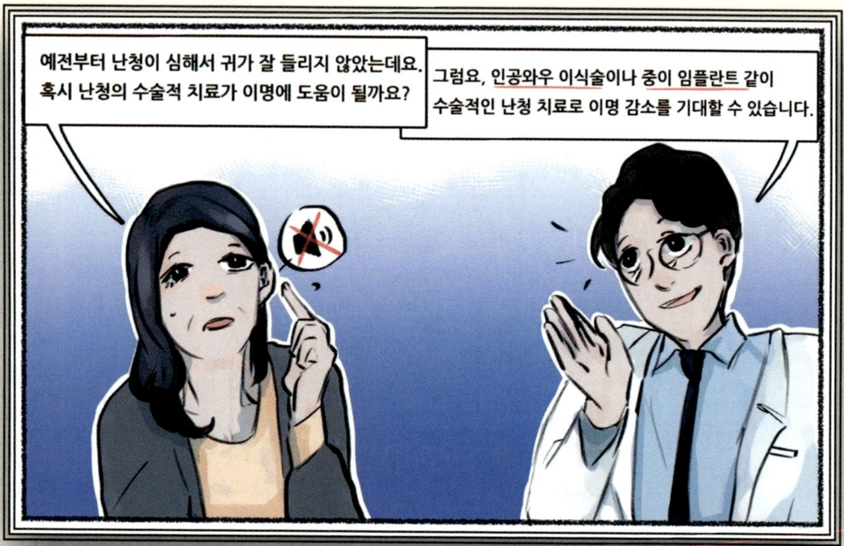
예전부터 난청이 심해서 귀가 잘 들리지 않았는데요.
혹시 난청의 수술적 치료가 이명에 도움이 될까요?
그럼요, 인공와우 이식술이나 중이 임플란트 같이
수술적인 난청 치료로 이명 감소를 기대할 수 있습니다.

이명의 주된 원인이 되는 청력 감소의 문제를 해결할 수 있다면, 이명의 개선을 기대해볼 수 있습니다. 예를 들어, 돌발성 난청 이후 발생한 이명의 경우 스테로이드 치료 등을 통해 청력이 회복되면 이명 역시 함께 사라질 수 있습니다. 또한 노화성 난청의 경우 보청기 등을 통해 청각 재활을 시작하면, 이명 증상의 개선을 기대할 수 있겠습니다. 그렇다면, 수술적 치료 방법인 인공와우 이식술이나 중이 임플란트는 어떨까요? 인공와우 이식술은 심한 난청 환자에서 청력을 개선시킬 수 있는 매우 효과적인 방법으로 잘 알려져 있고, 중이 임플란트 역시 청력 개선에 효과적인 수술적 치료입니다. 이렇게 인공와우 이식술이나 중이 임플란트로 이명이 좋아질 수 있을까요?

인공와우란 무엇일까요?

인공와우 이식술(cochlear implantation)이란, 귀의 달팽이관에 전기 자극을 줄 수 있는 전극을 삽입하는 수술을 말합니다. 선천성 난청, 돌발성 난청, 노화성 난청, 이독성 난청(약물로 인한 난청), 혹은 그 외 여러 난청은 귀의 달팽이관에 있는 청각세포(유모세포)의 손상에 의해서 발생(이런 난청을 정확한 용어로 '감각신경성난청'이라고 부릅니다)하게 되는데, 인공와우라는 전극을 달팽이관에 직접 넣어서 이 전극이 손상된 청각세포의 기능을 대신하게 됩니다. 인공와우는 수술을 통해 귀 안쪽으로 삽입되는 내부 기기와 귀의 후상방에 부착되는 외부 기기(그림 25-1에서 ①, ②, ③)로 구분되며, 외부 기기에는 소리를 모을 수 있는 마이크로폰(마이크)이 있습니다. 이 마이크로폰이 외부의 소리를 모아서 전기 신호로 바꾸고, 이 신호가 몸 안쪽에 삽입된 내부 기기로 전달되며, 이때 전극(그림 25-1에서 ④)에서 발생하는 전기 자극이 청신경(그림 25-1에서 ⑤)을 직접

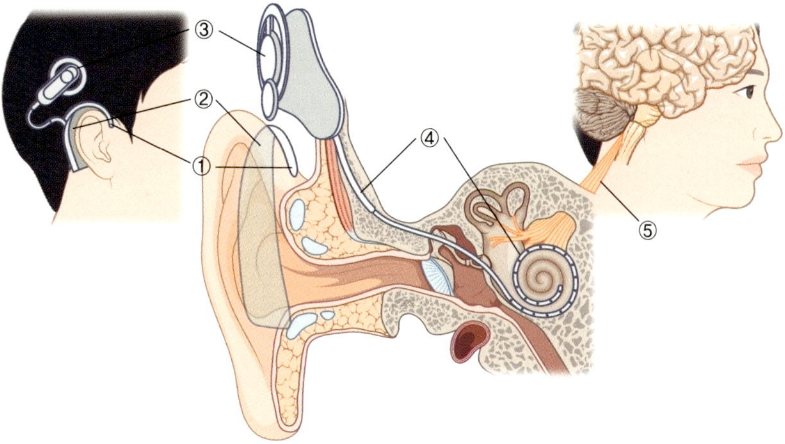

그림 25-1 인공와우를 통해 소리를 듣는 과정
(자료출처: 뉴로사이언스 Neuroscience 2013)

자극하여 소리를 듣게 됩니다.

현재 인공와우 이식술은 일반적인 보청기로 효과를 볼 수 없는 심한 난청 환자에서 활발하게 시행되고 있습니다. 도입 초기에는 선천성 난청을 갖고 태어난 영유아에서 주로 시행되어 왔으며, 그 결과는 매우 훌륭하였습니다. 또한 수술 중 및 수술 후 합병증이 별로 없어 최근에는 노인 연령에서도 안전하게 수술이 가능함이 입증되었습니다. 청각세포의 손상이 원인인 거의 모든 난청에서 적용될 수 있는 매우 효과적인 수술입니다.

인공와우 이식술을 받고 청력이 좋아지면 이명이 없어지나요?

인공와우 이식술이 필요한 고도 이상의 난청 환자 중 대략 80% (적게는 50%, 많게는 100%라고 보기도 합니다.) 정도는 난청만이 아닌 이명으로도 불편감을 느끼고 있다고 합니다. 그렇다면 이들이 실제 인공와우 이식술을 받았을 때, 이명은 어떻게 되었을까요? 놀랍게도, 많은 환자들이 이명이 줄어들었다고 보고하였습니다. 문헌에 따라 약간씩 차이가 있지만, 대략 80% 정도의 환자는 이명 증상이 개선되었다고 하며, 심지어 이명이 완전히 사라졌다고 말하는 환자들도 약 30~50%나 된다고 합니다. 국내에서도 비슷한 연구를 해보았습니다. 이명이 있던 환자 중 25%는 이명이 완전히 소실되었고 40%는 이명이 감소되었다고 보고하여 인공와우 이식술을 시행받은 환자의 65% 정도가 이명에 대한 이득을 보았다고 합니다. 나아가 이명에 대한 치료를 1차적인 목표로 하는 일측성 난청 환자에서도 인공와우 이식술이 차차 시행되고 있으며, 그 결과 역시 긍정적입니다.

다만 수술 직후에는 이명이 더 커지거나 심지어 없던 이명이 생기는 경우도 있습니다. 그러나 인공와우 기기를 꾸준하게 수개월 이상 사용하면 점차 줄어들거나 소실된다고 합니다. 물론 더 많은 연구를 통해 인공와우 이식술과 이명 간의 작용 기전을 더 알아갈 필요는 있지만 적어도 인공와우 이식술을 통해 이명 감소의 효과를 충분히 기대해볼 수 있다는 것이 현재까지의 연구 결과가 되겠습니다.

한쪽 귀의 난청과 이명이 심합니다. 인공와우 이식술을 받으면 어떨까요?

한쪽 귀에만 고도의 난청과 이명이 있을 경우 치료 방법으로 인공와우 이식술은 고려해볼 수 있다고 생각합니다. 그러나 반대측 귀가 정상이므로 몇 가지 조심스러운 부분도 분명 존재합니다.

이 경우 이명 감소의 효과가 환자에 따라 다양하게 나타납니다. 이명이 완전히 소실되어 환자가 기대했던 것 이상으로 좋은 결과를 보이기도 하는 반면, 이명 크기가 다소 감소되기는 했으나 완전히 소실되지는 않아 환자가 스스로 기대했던 수준에 미치지 못하기도 합니다. 이명이 더 커지는 경우는 전혀 없었다고 보고한 논문도 있는 반면, 많게는 25%의 환자가 수술 후 이명이 더 커졌다고 보고한 논문도 있습니다.

만약 수술 전에 이명 개선이 있을지 없을지 예측할 수 있다면 수술 시행 여부를 결정하는 데 도움이 될 것입니다. 어떤 환자들이 인공와우 이식술로 이명에 대해 더 큰 효과를 볼 수 있는지 연구한 논문에 따르면, 수술 전 이명 기간이 짧은 경우, 이명이 있기도 하고 없기도 하는 등 다소 변동성이 있었던 경우, 수술 전에 이명으로 인한 불편감이 더 컸던 경우, 정원창 접근법(인공와우 수술 술식의 하나)으로 수술을 시행한 경우에 해당하는 환자들이 인공와우 이식술 후 이명 개선 효과가 더 뚜렷한 경향을 보였다고 보고한 바 있습니다.

비용적인 부분과 환자의 전반적인 건강 상태도 반드시 생각해야 할 부분입니다. 이명 환자 중 양측성 고도 · 심도 난청 환자(순음청력역치가 70 dB 이상)의 경우 인공와우 이식술이 건강보험 적용이 되어 경제적인 부담이 다소 덜 할 수 있습니다. 그러나 양쪽 청력이 고도 난청에 미치지 못하거나, 두 귀 중 한쪽만 고도 · 심도 난청에 해당되는 경우 건강보험 적용에 해당하지 않습니다.

그 외, 수술을 위한 전신 마취의 위험성도 고려의 대상이며, 수술 후 MRI나 CT 촬영에 제약이 있을수도 있습니다. 따라서, 이명의 치료를 위해 인공와우 이식술을 선택할 때는 이비인후과 전문의, 특히 인공와우 이식술을 시행하는 센터의 전문 의료진과 충분한 상담 및 논의를 거쳐 결정하는 것이 무엇보다 중요하겠습니다.

인공와우 이식기를 끄면 이명이 다시 생기나요?

청력 저하와 동반된 이명의 경우, 청력이 개선되면 주변 환경음을 이전보다 많이 듣게 됩니다. 주변의 소리가 귀로 더 많이 들어오게 되면 상대적으로 이명이 감소된다고 느끼게 되고 이런 현상을 차폐 효과(masking effect)라고 부르기도 합니다. 이명 환자분들이 주로 자기 전에 이명 소리가 더 커짐을 느끼게 되는데, 이는 낮에 밖에서 활동할 때와 비교하여 수면 직전이 주변이 조용하기 때문입니다.

인공와우 이식술로 청력이 개선되어 더 많은 소리를 듣게 되면 이런 차폐효과 덕분에 이명이 줄어들 것을 충분히 예상해볼 수 있습니다. 그런데 인공와우 기기의 전원을 항상 켜 놓을 수는 없고 특히 잘 때는 외부기기를 떼고 수면을 취하게 될 것입니다. 결국 인공와우를 쓰지 않으면 다시 이명이 발생할 수도 있겠다는 걱정을 하게 될 수도 있지요.

만약 위에서 말씀드린 차폐 효과가 인공와우 이식술의 이명 효과 억제의 유일한 기전이라면 인공와우 기기를 껐을 때 이명이 다시 발생할 것입니다. 그러나 다행스럽게도 인공와우 이식술 후 이명이 억제되는 원리가 저 차폐 효과 외에 다른 기전도 있어 인공와우 이식기기를 꺼도 이명이 감소될 수 있습니다.

인공와우 이식술은 전기를 만들어내는 전극을 귀의 달팽이관에 직접 넣는 수술입니다. 그렇게 삽입된 전극은 전기 신호를 만들게 됩니다. 인공와우 기기의 전극이 주는 전기적 자극이 이명 발생에 영향을 줄 수 있습니다. 물론 아직까지 아주 정확한 기전에 대해서는 알 수 없지만 이런 전기적 자극이 이명을 억제하는 데 영향을 줄 수 있다고 되어 있습니다. 그리고 나아가 이런 전기적 자극이 수개월 이상 지속적으로 반복되면, 뇌의 청각 시스템 자체에도 차차 영향을 주게 되어 이명이 억제될 수 있다고 보고 있습니다. 많은 뇌 연구들을 통해 우리의 뇌는 변화가 가능한 신경 가소성(plasticity)이 있고 또 재조직(reorganization)될 수 있는 기능이 있다는 사실이 확인되었습니다. 인공와우 이식술을 통해 전기적 자극이 지속적으로 가해지게 되면, 이런 뇌의 가소성 덕분에 청각 시스템이 재조직되며 기존의 이명 발생이 없어질 수 있다는 것이 현재까지의 가설입니다. 인공와우 이식술을 시행받은 환자에서 수술 직후에는 전극이 주는 새로운 전기적 자극이 이명을 더 커지게 만들거나, 심지어 없던 이명을 만들기도 합니다. 그러나 이 환자가 인공와우를 사용해가면서 뇌의 재조직화가 차차 이루어지면 이명이 소실될 수 있습니다. 이런 경우, 인공와우의 전원을 끄거나 인공와우를 더 이상 사용하지 않더라도, 뇌가 이미 재조직화되었기 때문에 이명이 발생하지 않습니다.

중이 임플란트는 무엇이고, 이명 치료에 효과가 있나요?

중이 임플란트는 중등도 혹은 고도의 난청 환자에서 일반적인 보청기와 인공와우 이식술의 대상이 되지 못하는 환자에게 시행해볼 수 있는 수술입니다. 이식형 보청기라고 부르기도 합니다. 인공와우 이식술에 비해 역사가 짧기 때문에, 관련 연구가 아직 충분하지는 못한 상황이며, 그동안 주로 중이 임플란트와 인공와우 이식술 사이 이명 억제 효과를 비교하는 방식으로 연구가 이루어졌습니다. 결론은 인공와우 이식술과 비슷한 수준의 결과를 보이는 것 같습니다. 둘 중 어느 것이 이명 억제에 있어서 더 효과적이다라는 결론을 낼 수는 없는 상황으로 둘 다 효과가 있다고 보면 되겠습니다.

특히, 보청기로 증폭시키기 어려운 고주파수 영역의 난청이 있는 심각한 이명 환자들에게는 중이 임플란트로 인한 청력 증강이 차폐 효과를 높여 이명을 감소시킬 수 있습니다. 하지만, 아직까지 중이 임플란트의 이명 치료 효과는 더 많은 연구가 필요하므로, 수술을 결정하기전에 전문 의료진과 충분한 상담이 필요할 것입니다.

대표적인 환자의 예시

45세 여자 환자로 좌측 돌발성 난청으로 처음 내원하였습니다. 돌발성 난청의 치료로 경구 스테로이드 복용을 시작하였고 동시에 좌측 고실 내 스테로이드 주입술을 시행하였습니다. 처음 내원 당시에는 좌측 순음 청력 역치가 90 dB였으나 스테로이드 치료를 통해 70 dB까지는 회복될 수 있었습니다. 우측 귀의 경우 청력 역치 10 dB로 정상 청력이었습니다(그림 25-2).

그러나 치료 후 6개월이 경과했음에도 70 dB 이하로 청력이 더 이상 개선되지는 않았습니다. 그리고 환자는 난청 자체도 불편하지만 심한 이명으로 우울감까지 호소하고 있는 상태였습니다. 따라서 먼저 좌측 귀에 보청기 착용을 시도해보았습니다. 본 환자의 경우 차폐 효과를 더 극대화해보기 위해 소리 발생기 기능이 있는 보청기를 시도하였습니다. 그런데 안타깝게도 소리 발생기는 오히려 더 시끄러워 불편하였고 보청기 역시 일부 이명이 다소 줄어든다고 보고하였으나 그 효과가 만족스러울 정도는 아니었기 때문에 이명은 여전히 환자를 힘들게 하고 있었습니다.

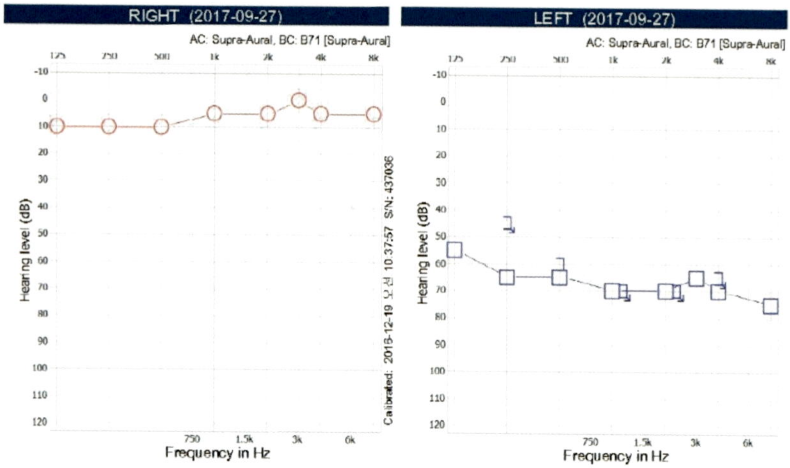

그림 25-2 좌측 돌발성 난청에 대해 치료하고 6개월이 지났을 때 청력도. 좌측 귀의(오른쪽 그래프) 돌발성 난청이 평균 청력 역치 70 dB 이하로 더 좋아지지 않음. 우측 귀의(왼쪽 그래프) 청력은 정상

따라서 일측성 돌발성 난청으로 인한 심각한 이명을 지닌 이 환자에게 인공와우 이식술을 고려하게 되었고, 현재 보험급여 적용이 되지 않아 비용부담이 많을 수 있다는 점과 이명 감소의 효과가 환자가 기대한 수준에 미치지 못할 수 있음에 대해서도 충분히 설명하였습니다. 환자는 인공와우 이식술의 시행에 대해 적극적이었고, 따라서 좌측 귀에 인공와우 이식술을 시행할 수 있었습니다(그림 25-3).

환자는 수술 후 2개월부터 인공와우 착용 시 이명이 확연히 감소하였다고 보고하였습니다. 구체적으로 보청기보다 이명 감소 효과가 더 커서 만족스러운 결과를 얻을 수 있었고, 청각재활을 하면서 현재 정기적으로 추적관찰하고 있습니다.

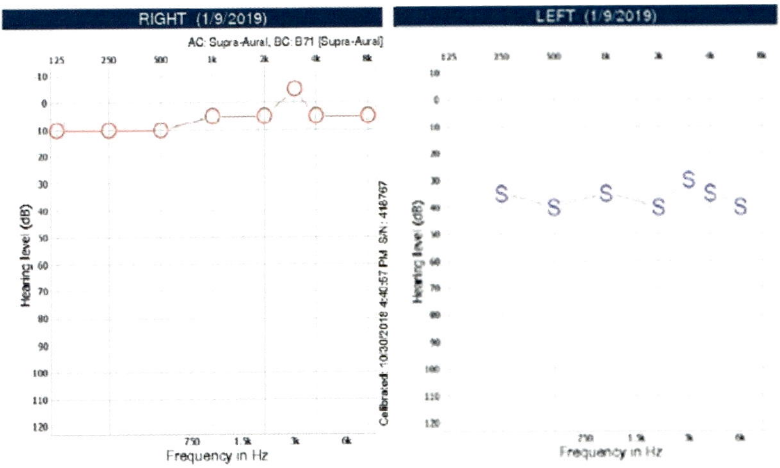

그림 25-3 인공와우 이식술 후 4개월 청력도.
좌측 청력 역치가 35 dB 정도로 청력이 개선

TINNITUS

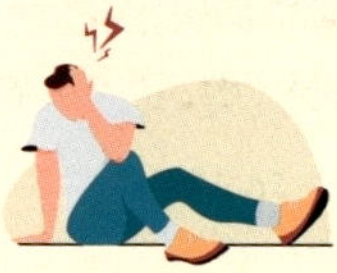

TINNITUS

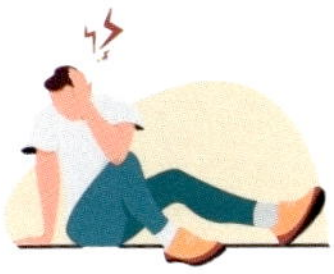

26

정신과 치료가 이명 완화에 도움이 될까요?

경희대 변재용

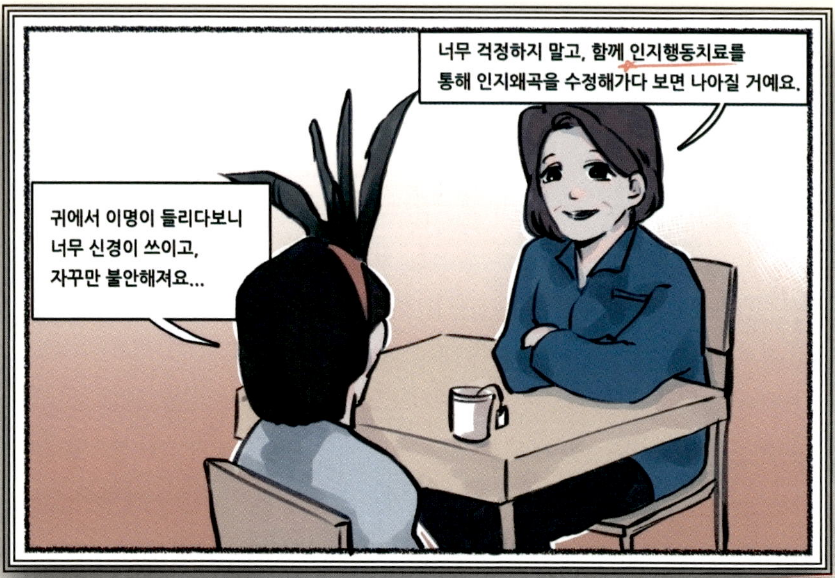
귀에서 이명이 들리다보니
너무 신경이 쓰이고,
자꾸만 불안해져요…
너무 걱정하지 말고, 함께 인지행동치료를
통해 인지왜곡을 수정해가다 보면 나아질 거예요.

이명 환자들의 약 20% 이상은 심리적 고통을 느낄 정도로 심한 스트레스를 경험하며, 사회적 기능에 영향을 미친다고 합니다. 이명에 의한 스트레스 상황에서 불안, 우울, 수면 장애 등의 정신적 증상이 커지면 이명은 더욱 악화되면서 악순환의 고리가 만들어 지는 경우도 흔합니다. 따라서 이러한 부정적인 심리상태를 다스리기 위해서 정신과적 치료가 도움을 줄 수 있다고 알려져 있습니다. 그 중에서도 구조화된 정신치료 기법인 "인지행동치료"가 대표적으로 적용되는 방법입니다. 정신치료라하면 다소 추상적이고 친숙하지 않게 느껴질 수 있겠지만, 실제로 인지행동치료를 통해서 이명 증상이 정신적 증상에 의해 악화되는 악순환의 고리를 어떤 방법으로 끊어낼 수 있는지 구체적으로 알아보도록 하겠습니다.

인지행동치료는 어떤 원리의 치료인가요?

이명환자들 중 많은 경우에서 이명이 나중에 난청이나 다른 큰병을 일으킬거라는 생각을 갖는 등의 과잉 일반화라 표현되는 인지왜곡이나 귀에서 소리가 나는 것에 온통 신경을 쓰는 등의 정신적 여과라 불리는 인지적 왜곡들을 보이는 경우가 많은데 이러한 인지왜곡은 이명을 강화 증폭하여 지속적으로 느끼게 하며 부정적인 사고는 우울, 불안, 분노 등의 정서적인 반응으로 표출되게 되어 환자의 불편감을 가중시키고 습관화를 어렵게 하게 됩니다. 이와 같은 악순환의 고리를 차단하는 것이 중요한데, 인지행동치료는 이러한 인지왜곡을 교정해 이명을 완화, 치료할 수 있게 하는 것을 목적으로 하는 치료입니다. 즉 개인의 정서와 행동은 인지에 의해 결정된다는 이론을 기초로 하여 역

기능적 사고를 수정하는 인지치료와 학습원리를 기반으로 인간의 행동을 체계적으로 변화시키는 행동치료를 결합하여 시행하게 됩니다. 구체적인 방법으로는 이완훈련, 인지적 재구조화, 습관화를 촉진하기 위한 노출치료 등을 이용합니다 이전에는 주로 우울증의 치료에 주로 사용되었지요. 그러나 현재는 치료의 대상이 확대되어 불안, 불면, 만성통증, 이명 등에도 활용되고 있습니다. 현재 이명에 대한 인지행동치료방법은 확립되지는 않았지만, 치료 과정은 숙달된 의사나, 상담 치료사가 맡아서 진행하게 됩니다. 치료의 구체적인 과정을 살펴보면 교육, 토론, 심상교정, 주의 집중, 자극에 대한 노출 및 이완 등의 과정으로 진행되게 됩니다. 이러한 치료과정을 통해서 결국 환자의 인지 과정이 변화되면 행동도 교정이 되면서 이명에 대한 잘못된 반응과 인식이 감소할 수 있는 것입니다(그림 26-1).

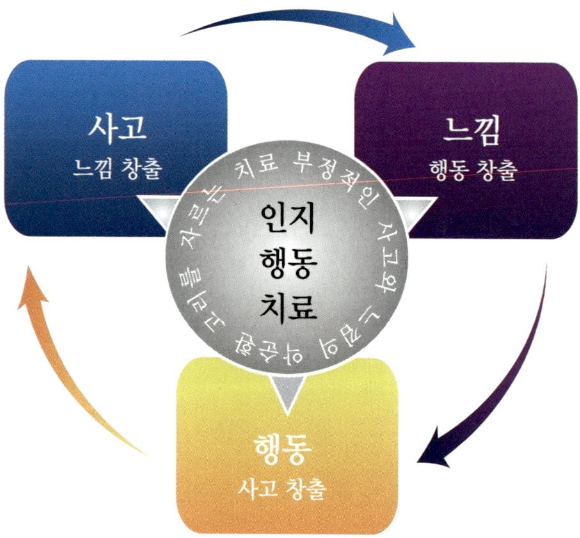

그림 26-1 인지행동치료(Cognitive Behavioral Therapy)의 구성 모식도

인지행동치료로 이명을 완치시킬 수 있나요?

이명에 대한 인지행동치료의 효과는 여러 면에서 입증되고 있는데, 이명의 주관적인 크기를 줄이지는 못하지만, 이명으로 인한 우울감이 감소하는 효과가 있었으며, 특히 삶의 질의 개선에 분명한 도움을 주는 치료임이 입증이 되었습니다. 이명에 대한 인지행동치료의 효과는 이명 증상이 있던 기간이 짧고 치료 전 청력이 적게 떨어진 환자에서 더 좋은 치료효과를 보였고 특히 이명의 표준치료에 더해서 인지행동치료를 추가적으로 실시했을 때 건강과 관련된 삶의 질이 보다 더 개선되었고, 이명의 중증도도 감소하였고, 또 치료 효과는 중등도, 중증 환자 모두에서 확인됐고, 부작용도 없었습니다. 이명에 대한 다른 치료 방법들인 이명재훈련치료에 비해 상대적으로 단기간의 시간이 소요되고 유사한 치료결과를 보인다는 결과도 있습니다. 이렇듯 최근 인지행동치료가 객관적으로도 효과가 입증되고 있어 적극적으로 시도해볼 수 있는 치료라고 할 수 있겠습니다.

인지행동치료는 언제 시도해볼 수 있을까요? 또한, 어떤 장점과 단점이 있을까요?

이명은 원인에 따라서 치료 방법이 다릅니다. 예를 들면 심장소리와 같은 박자로 나는 이명이라던지, 주기적으로 반복되는 이명은 원인에 따라서 인지행동치료가 전혀 도움이 되지 못할 수도 있습니다. 즉 이명이 있다고 해서 무작정 인지행동치료를 시작하는 것은 올바른 방법이 아닙니다. 이명에 대한 정밀한 평가가 우선적으로 이루어져야 합니다. 특별한 원인이 없는 이명이 장기간 지속되고, 약물치료, 보청기,

소리발생기, 이명재훈련치료가 효과가 없을 경우에 만성 이명으로 인한 불편감을 줄이기 위해 시도될 수 있습니다. 아직까지 다른 치료 방법들보다 더 효과적이라고 볼 수는 없지만 분명한 것은 이명환자가 과공명 현상과 청각 과민 증상을 보일 때 이를 완화시키는데 도움이 됩니다. 또한 보청기나 소리발생기가 착용을 꺼리거나 착용이 어려운 경우, 부작용으로 약물치료가 어려운 경우 등에서 도움을 받을 수 있는 치료법입니다. 정리해보면 모든 종류의 이명에 적용될 수 없다는 한계점이 있으나, 적절한 상황에서 사용될 수 있는 효율적인 치료 방법임에는 틀림없습니다.

대표적인 환자의 예시

62세 여자 환자가 오래전부터 좌측 귀에 지속적으로 들리고 밤에 조용할 때 더 크게 들리는 "삐-" 하는 소리 증상이 있어 약물치료를 받았으나 최근 신경 쓰이는 일 있은 후 소리가 저 커져 동네 이비인후과를 거쳐 병원에 왔습니다. 순음청력검사 결과 고주파에서 약간의 감소 소견이 있었으나 정상 범위였으며, 신체검사 결과 특별한 이상소견은 없었다. 청성뇌간 유발반응 검사와 이명도 검사 등을 시행하였고 정상 소견이었습니다. 이명인지도척도, Beck 우울척도, Beck 불안척도를 측정한 경과 각 65점, 40점, 32점으로 중등도 이상의 이명에 따른 불편감을 나타내었고 불안과 우울의 감정이 관찰되었습니다. 평소 꼼꼼한 성격과 다소 예민한 성격이라고 밝힌 환자는 이명이 추후 귀머거리가 되거나 뇌에 무슨 다른 문제가 있는지에 대해 걱정과 불안한 상태를 보였고 이명 때문에 일상생활을 하기 어렵고 잠도 잘 수가 없다고 하였습니다. 인지행동치료를 권유하였고 환자에게서 총 8회의 2시간동안 진행되는 인지행동치료를 적용하였습니다. 1회차에는 이명에 대한 정확한 의료정보의 전달과 심리적 접근의 필요성을 이해하게 하고 2회차에는 생각과 감정, 행동을 구분하고 3회차에서는 사고의 논박과 이후의 변화에 대해 논의하고 4회차에는 자동적 사고에 대해 이해하고 5회차는 사고의 중지훈련과 주의전환훈련, 6회차에는 상상훈련, 7회차에는 자기교시훈련, 8회차에는 학습과정의 반복으로 진행하였습니다, 8주에 걸쳐 시행 한 후 1달 후에 외래를 통해 내원하여 이명에 대한 상태를 평가하였다. 이명소리는 여전히 인지되고 있었으나, 평가 점수상에서는 경도의 점수로 호전된 상태로 환자는 치료 및 현재 상태에 만족하며, 무엇보다 이명으로 고통받았던 삶의 질 부분에서의 호전이 두드러졌습니다.

TINNITUS

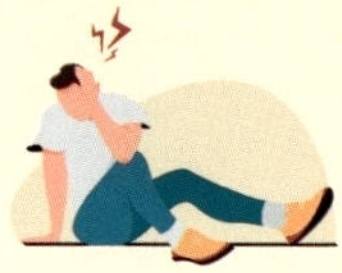

TINNITUS

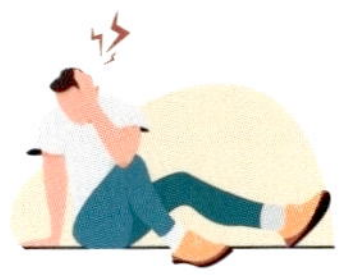

27

아무리 치료해도 이명이 안 없어지는데 좋은 해결책이 있나요?

가톨릭대 박시내

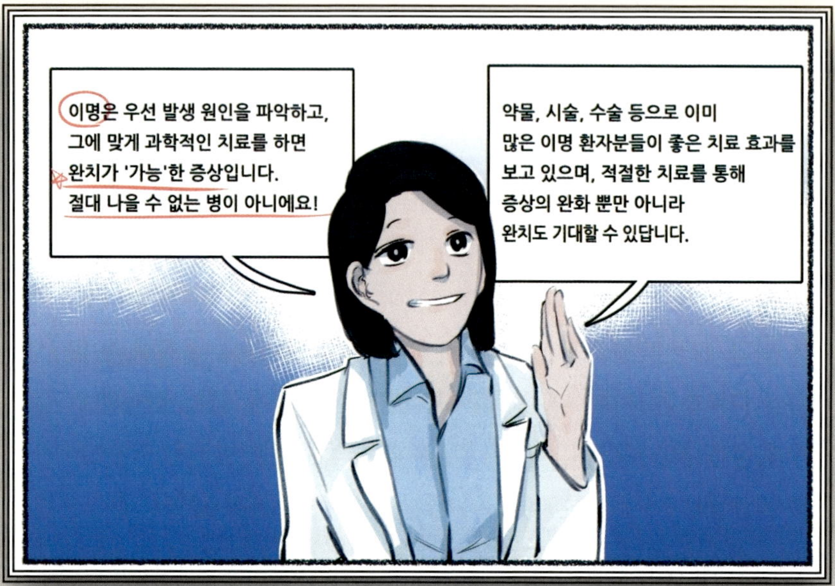
이명은 우선 발생 원인을 파악하고,
그에 맞게 과학적인 치료를 하면
완치가 '가능'한 증상입니다.
절대 나을 수 없는 병이 아니에요!
약물, 시술, 수술 등으로 이미
많은 이명 환자분들이 좋은 치료 효과를
보고 있으며, 적절한 치료를 통해
증상의 완화 뿐만 아니라
완치도 기대할 수 있답니다.

"귀울음, 이명은 잘 낫지 않는다", "이명은 고치기 어렵다"라는 말을 흔히 들으셨나요? "평생 친구처럼 그냥 그렇게 듣고 지내야 한다"라는 말도 들어보셨겠지요? "특정 약을 먹거나 어떤 시술을 해서 바로 이명을 없앨 수 있다"라는 말도 들어보셨을 겁니다. 이명에 대해 나을 수 없다는 부정적인 말, 또는 과학적이지 않은 어떤 약이나 방법으로 이명이 쉽게 낫는다는 근거가 부족한 말에 현혹되어 이런 저런 방법을 찾다가 이명이 호전되거나 없어지지 않아 좌절하고 힘들어 하는 환자분들 혹은 주변분들에게 이명에 대한 매우 과학적인 치료 방법을 소개해 드리고자 합니다. 이명은 절대 고치지 못하는 난치성 질병도 아니고, 약물 또는 특정 처치로 바로 없어질 수 있는 단순한 질병도 아님을 먼저 알려드리고 싶습니다. 왜냐면, 귀 또는 머리에서 들리는 다양한 종류의 이명은 반드시 그 원인을 찾아야 하고 각각의 원인에 맞게 지금까지 밝혀진 과학적인 방법으로 최선의 방법을 적용해 치료할 때 많은 경우 완치될 수 있는 증상이기 때문입니다. "이제 이명이 완전히 없어졌어요. 들으려 해도 더 이상 이명이 들리지 않아 너무 좋아요. 선생님, 감사합니다"라고 말하는 수많은 완치된 이명 환자들을 이명 클리닉에서 만나며 이명에 대한 과학적인 진단과 치료법의 소중함을 느끼게 됩니다. '이명의 완치', 그 희망적인 상황에 도달하는 과학적인 치료 과정과 방법에 대해 여러분들이 궁금해 할 만한 질문에 대한 답을 드리면서 함께 간단히 살펴볼까 합니다.

쉽게 잘 낫지 않는 이명, 어떤 치료 방법이 있나요?

이명의 원인과 종류가 다양하고(표 27-1, 그림 27-1) 그 근본 원인을 찾

표 27-1 이명을 유발하는 다양한 동반 귀 질환

부위	원인
외이(겉귀)	귀지로 인한 외이도 완전 폐쇄 외이 폐쇄로 인한 난청 외이도염
중이	급성 중이염 삼출성 중이염 만성 중이염: 화농성, 진주종성 이경화증
내이	이독성 난청 소음성 난청 노화성 난청 메니에르병 내이 혈류량 저하 내이 외상

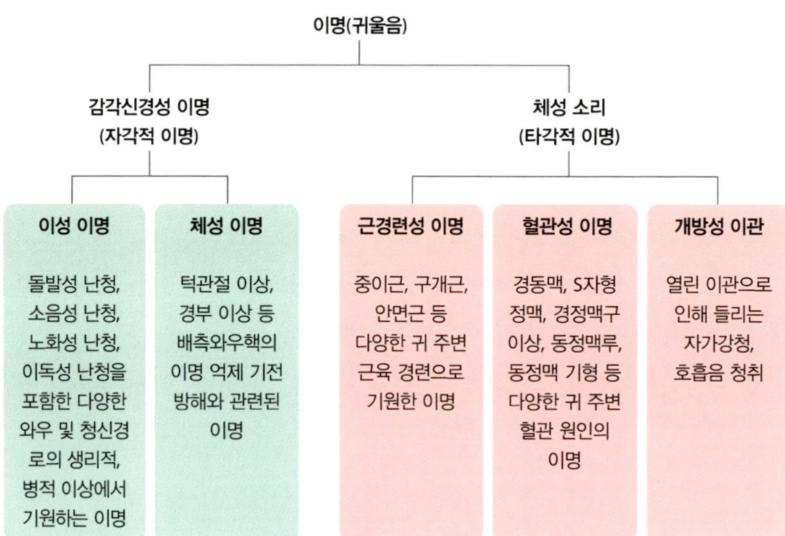

그림 27-1 다양한 기전으로 발생되는 이명의 종류.
과학적 접근으로 진단하고 원인에 맞는 적합한 치료를 통해 완치를 기대함.

아서 제거하기 어려운 경우도 분명히 있습니다. 그래서 원인을 찾고 제거할 수 있는 경우를 빨리 찾아 치료받기 위해 전문가를 만나야겠지요. 하지만, 교정하거나 제거하기 어려운 원인 질환으로 인해 발생한 이명이라 하여 너무 염려할 필요는 없습니다. 이명을 느끼고 인지하게 되는 우리 뇌의 특성과 정확한 이명발생의 기전을 이해하면 대부분의 경우 이명을 느끼지 못하게 유도할 수 있기 때문입니다. 이제 여러분들에게 이명을 듣지 못하게 습관화를 유도하여 완치까지 기대하는 치료 방법인 이명재훈련치료(Tinnitus Retraining Therapy)를 소개해 드릴까 합니다.

이명재훈련치료란 무엇인가요?

이명재훈련치료는 1988년 영국 런던 대학의 Jonathan Hazell과 Pawel Jastreboff 교수팀이 공동의로 개발하여 현재까지 30년 이상 전 세계 이명 클리닉에서 사용하고 있는 이명 치료 방법입니다. 다양한 원인으로 인해 발생하게 된 이명을 느끼지 못하게끔 우리 뇌를 훈련시키는 치료법이지요. 이명의 원인을 과학적으로 밝히는 정밀한 검사를 통한 진단 후 원인 요소를 먼저 해결하고 치료를 한 후에도 남아 있는 이명에 대해 뇌의 가소성, 유연성을 활용해 이명으로 인한 괴로움을 없애고 궁극적으로는 이명을 더 이상 듣지 못하게끔 유도하는 치료법으로 크게 "지시적 상담 치료(교육 치료, Directive Counseling)"와 "소리 치료(Sound Therapy)"를 병행하는 치료법입니다. 즉 이명 전문가에 의한 교육 치료와 함께 환자분의 청각 상태에 따른 적절한 소리 치료를 접목하여 이명으로 인한 불편감, 불안, 불면증 등의 신체 반응을 없애고 최종적으로는 이명을 느끼지 못하게끔 유도함으로써 결국 이명의 소실, 완치를 유도하는 치료라 할 수 있습니다. 이 치료는 전 세계 이명 전문 클리닉에서 많이 시행되고 있으며, 치료 기간이 수개월에서 2년 정도 걸릴 수 있으나 부작용 없이 효과가 좋은 이명 치료 방법으로 널리 알려져 있습니다.

지시적 상담 치료는 어떻게 하나요?

지시적 상담 치료는 이명 환자분들이 지니고 있는 이명에 대한 잘못된 지식과 부정적인 사고 또는 인식을 없애기 위해 이명 전문가가 시행하는 상담 치료이자 교육 치료입니다. 환자 개개인의 이명 원인을 밝히기 위한 과학적인 청각 검사, 영상 검사, 혈액 검사 등의 결과를 바탕으로 이명의 원인과 종류를 먼저 밝힌 후 적절한 치료법을 선택하기 위해 이명을 0~4까지 카테고리를 나누어 분류하여 치료법을 선정하고, 이명 발생의 생리 기전을 완전히 이해시킴으로써 이명에 대한 불안감과 부정적인 사고를 없애는 치료의 과정입니다(그림 27-2).

또한, 치료 과정과 방법, 예상되는 치료 효과 등을 이명 전문가가 상세히 소개하고 교육하는 과정으로 단독 혹은 소그룹으로 시행될 수

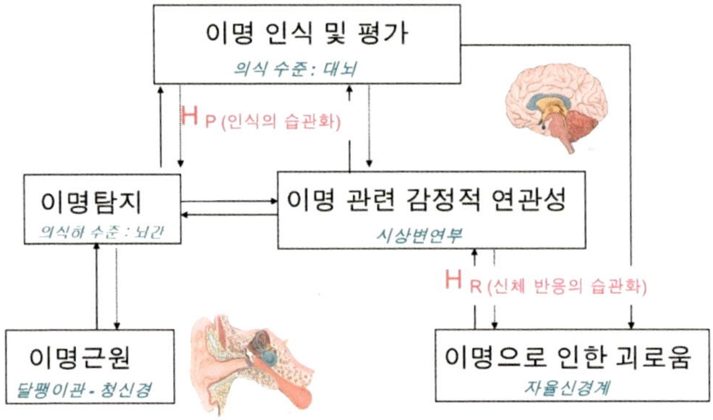

그림 27-2 이명 발생의 생리 기전: 신경생리학적 모델(1988 Pawel Jastreboff)

있으며, 단 한번의 지시적 상담만으로도 이명이 현저히 호전되는 효과를 기대할 수도 있기에 매우 중요한 이명의 치료 방법이지요(그림 27-3).

지시적 상담 이후 이명 환자분들이 지니고 있는 이명에 대한 부정적인 사고가 완전히 없어지게 되면 치료 이후 환자분들은 더 이상 이명으로 인한 불안감과 신체 반응 등이 나타나지 않는 반응의 습관화 단계에 이를 수 있습니다. 특히 이명재훈련치료의 창시자인 Hazell 교수는 "이명재훈련치료의 실패는 지시적 상담 치료의 실패 때문이다."라고 말할 정도로 지시적 상담의 중요성을 강조한 바 있습니다. 따라서, 잘 낫지 않고 힘든 이명 증상으로 고통받는 이명 환자분들은 지시적 상담 치료 등 증상 호전과 완치를 위해 도움을 줄 수 있는 치료법인 이명재훈련치료 중 가장 기본이 되는 지시적 상담 치료를 이명 전문가, 특히 이비인후과 전문의를 찾아 받아보시기를 권해 드립니다. 80% 이상의 환자에게 이명 호전을 기대할 수 있는 이명재훈련치료의 지시적 상담은 단독 혹은 소그룹으로 받을 수 있는데, 최근에는 소그룹 지

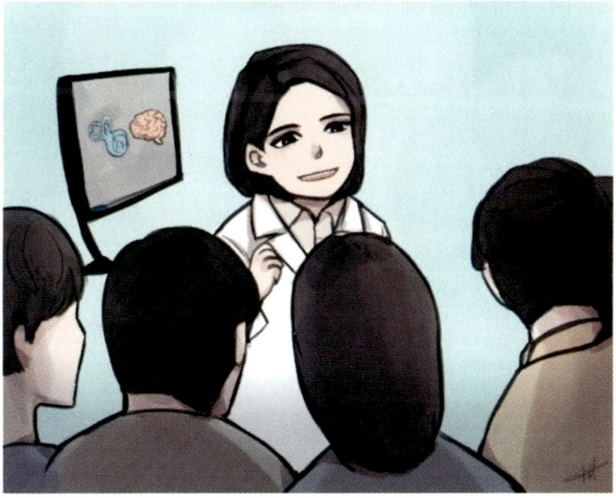

그림 27-3 이명재훈련치료의 중요 요소인 지시적 상담

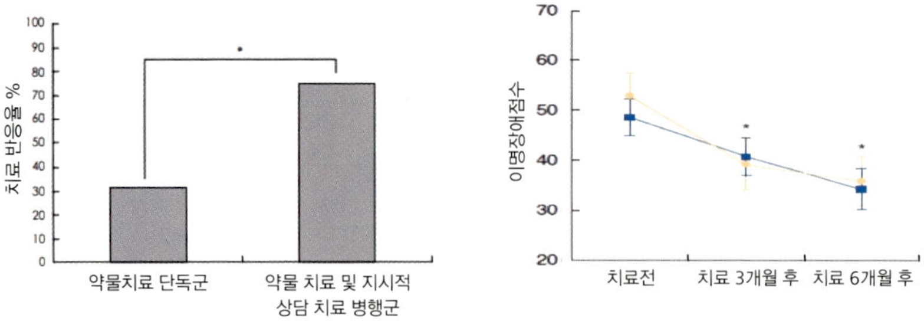

그림 27-4 지시적 상담 치료를 활용한 이명재훈련치료의 효과
(자료출처: 오현진 외. 대한이비인후과학회지 2009)

시적 상담 치료의 효과도 매우 훌륭함이 과학적으로 검증된 바 있습니다(그림 27-4).

이명재훈련치료 중에 사용하는 소리 치료의 방법은 무엇인가요?

소리 치료는 고통스럽고 괴로운 이명을 가능한 듣지 않도록 유도하는 좋은 방법입니다. 지시적 상담 치료와 함께 이명재훈련치료의 또 다른 주요 구성 요소이지요. 날카롭고 성가시게 들리는 이명을 완치시키기 위해서는 일단 이명을 가능한 덜 듣도록 노력해야 합니다. 특히 조용한 곳에서는 이명이 더욱 성가시게 또렷이 들리므로 다양한 소리를 통해 이명을 덜 듣도록 노력할 필요가 있지요. 만성적이고 쉽게 치료되지 않는 감각신경성 이명 환자들의 경우 지시적 상담과 함께 소리 치료를 받게 되는데요, 소리 치료의 종류에는 주변 환경음을 활용하는 방법, 소리 발생기나 보청기, 임플란트 수술 등이 모두 포함되며, 환자 개개인의 청각과 이명, 청각과민증 등의 정도에 맞춰 적절한 소리치료를 선택하여 받음으로써 이명의 완치를 더욱 기대할 수 있습니다(그림 27-5).

따라서 이명 환자분이 지닌 청각학적 특성을 과학적 검사를 통해

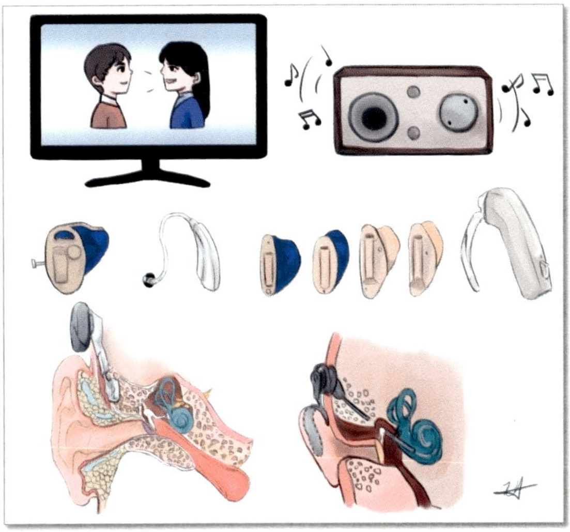

그림 27-5 이명의 완치를 위해 적용하는 다양한 소리 치료의 방법

확인한 후 가장 적합한 소리 치료를 적절한 시기에 선택하여 받는 것이 무엇보다 중요합니다. 소리발생기나 보청기는 청각과민이나 심각한 이명 환자, 난청을 동반한 이명 환자들에게 지시적 상담 치료와 함께 카테고리에 맞춰 적절히 적용되었을 때 도움을 주는 것으로 알려졌고, 인공와우 이식술, 중이 임플란트, 골도형 보청기 및 임플란트 등도 이명 치료에 큰 도움을 줄 수 있는 소리 치료의 방법이기에 자신에게 가장 도움을 주는 소리 치료법을 전문가의 도움을 받아 선택하는 것이 이명을 완치하기 위해 꼭 필요한 과정일 것입니다.

이명재훈련치료 중에 사용하는 소리 치료의 효과는 어떤가요?

이명재훈련치료 중 소리 치료에 사용되는 소리 발생기의 효과를 먼저 살펴보면, 이명으로 인해 일상생활에 심각하게 방해를 받고 불면증, 불안 등을 느끼는 이명 환자에게 처방되었을 때 6개월 추적 관찰시

과학적으로 인정될 만한 이명과 청각과민 증상의 호전을 보임이 증명되었습니다. 특히 외부 소리에 대한 민감도가 높은 청각과민증이 동반된 환자분들의 경우 소리발생기 착용은 증상 호전에 크게 도움을 주는 것으로 밝혀졌습니다. 단, 이같은 호전 현상은 이명과 청각과민증에 대한 정확한 원인을 찾고 난청이나 기타 동반 질환이 없음을 확인한 후 카테고리에 맞는 적절한 대상 환자들에게 지시적 상담 치료를 먼저 시행한 후 기기를 착용했을 때 기대할 수 있는 결과입니다. 따라서 앞서 강조해 드린대로 이명 환자분들이 난청과 이명에 대한 과학적인 청각검사에 따라 정밀 진단 이후 지시적 상담과 함께 가장 효과적인 소리치료법을 활용해 치료를 받으실 때는 좋은 치료 효과를 기대할 수 있습니다(그림 27-6).

특히 난청을 동반한 이명 환자분들의 소리 치료는 청각 호전을 위한 일반적인 수술적 치료가 불가능할 경우 보청기 처방이나 다양한 청각재활 임플란트 수술 등으로도 가능합니다. 이명 환자분들의 난청과 이명에 대한 보청기의 선택과 피팅의 과정은 매우 중요합니다. 난청의 유형에 따라 가장 적절한 보청기를 처방받고 이명을 보완하기 위해 필

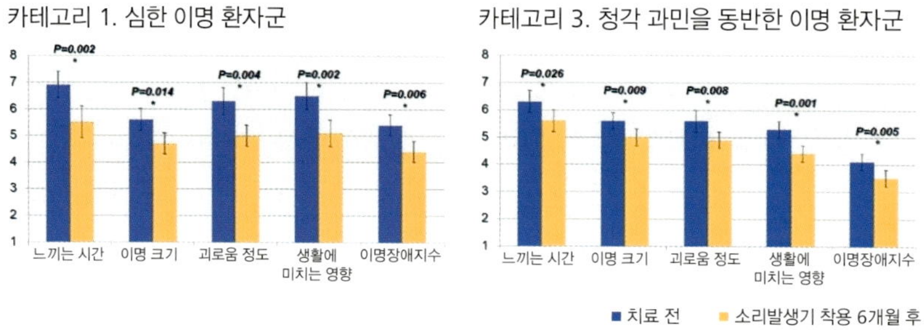

그림 27-6 지시적 상담과 함께 시행한 소리 발생기의 치료 효과.
이명과 청각과민증 모두 치료 전에 비해 의미 있는 호전을 보임.
(자료출처: 박시내 외. Clinical & Experimental Otorhinolaryngology 2013)

요한 주파수에서 적절히 이득을 올릴 수 있는 보청기 피팅이 매우 섬세하게 이루어져야 하기 때문입니다. 필요에 따라서는 소리 발생기가 포함된 보청기를 착용해야 할 수도 있고, 청각의 충분한 이득을 위해 착용이 편리한 개방형 보청기보다 귓속형 보청기를 착용해야 하는 경우도 있으며, 골도이식형 보청기, 중이임플란트, 인공와우 이식술 등과 같은 수술적 방법을 이용한 청각 재활이 이명의 완치에 우선적으로 고려되어야 할 경우도 있기에 과학적인 청력 검사와 함께 이비인후과 전문의와의 상담을 통해 본인에게 적합한 청각재활방법 및 소리치료법을 찾아 적용하는 것이 이명을 치료하는 가장 좋은 방법임을 꼭 기억해주시기 바랍니다.

이명이 완치될 수 있나요?

완치가 되는 이명이 너무나 많습니다. 이명 환자들을 치료하면서 가장 안타까웠던 것이 '이명은 완치될 수 없고 그냥 그렇게 친구처럼 데리고 살아야 한다'라는 부정적인 말을 인터넷이나 여러 곳에서 듣고 절망하며 병원을 찾는 환자분들이 많다는 사실입니다. 지난 20여 년간 이명 클리닉을 운영하면서 만난 수많은 이명 환자들의 이명에 대해 정확히 진단하고 이명의 종류에 따른 원인 제거, 약물 치료, 시술, 수술 등을 통해 치료한 후 이명이 완치되어 행복해하는 수없이 많은 환자분들을 만났기에 이 같은 부정적인 정보는 반드시 시정되어야 할 것이라 생각합니다. 특히 혈관성, 근육성 이명이나 개방성 이관으로 인해 발생한 이명으로 진단될 경우 약물, 시술, 수술 등의 치료로 90% 이상의 환자들이 완치될 수 있고, 윙, 삐 등의 소리로 표현되는 감각신경성 이명 환자들도 이명재훈련치료의 과정 중에 "이명이 완전히 없어졌어요.

이제 이명이 들리지 않아요"라고 표현하는 이명인식의 습관화 단계에 도달하여 이명에 대한 치료를 종료한 경우가 30~40% 이상에서 관찰되었기에 이명도 충분이 완치될 수 있는 증상임을 강조하고 싶습니다.

또한, 완전히 없어지지는 않더라도 이명으로 인해 일이나 일상 생활 혹은 수면에 방해를 받지 않을 정도로 이명이 호전되어 억지로 이명을 듣기 위해 신경을 쓰지만 않는다면 이명을 거의 느끼지 못하고 불편감을 겪지 않는 수준, 즉 이명에 대한 신체반응의 습관화 단계 가 일어난 경우도 감각신경성 이명 환자의 80~90% 이상에서 관찰되기에 이명에 대한 부정적인 사고와 나을 수 없을 것 같은 불안감으로 고통받는 이명 환자분들이 더 이상 없기를 희망해 봅니다. 전문가를 찾아 과학적인 검사를 통해 정확히 진단받고 전문적인 치료를 통해 '이명의 완치'라는 행복한 상황에 보다 많은 환자분들이 빨리 도달할 수 있기를 바라며, 모든 이비인후과 전문의들이 이명 환자분들에게 이 같은 희망을 선사할 수 있게 되기를 간절히 바라봅니다.

소리발생기와 이명재훈련치료로 완치된 감각신경성 이명과 청각과민증

43세 여자 환자가 2년전부터 양측 귀에서 발생한 윙 소리의 이명과 외부 소리에 대한 심각한 과민 증상을 호소하며 병원을 찾았습니다. 환자는 치과에서 오랫동안 근무하면서 드릴 소리를 많이 들었는데, 이제는 드릴 소리가 들릴 때마다 소름이 끼칠 정도로 힘들어 양측 귀에 귀마개를 꽂고 일을 하고 있었으며, 그조차 힘들어 직업을 그만 둘 생각을 하고 있었습니다. 또 최근에는 물소리, 밥상에서 수저 놓는 소리까지 너무 짜증나고 크게 들려 일상 생활도 괴롭다고 하였고, 이명이 더 커지고 하루 종일 느껴져 수면과 집중에도 큰 방해를 받는다고 하였습니다. 환자의 청력 검사에서 4 kHz 이상의 고음역대에서 경도의 난청을 보이고 있었으나 대화를 나누는 회화 음역대는 모두 정상 소견이었고, 청각 과민을 확인하는 불쾌역치 검사에서 70 dBHL 수준에서 양측 귀 모두 불쾌감을 심하게 느껴 청각 과민증을 동반한 감각신경성 이명으로 진단할 수 있었습니다. 환자의 심각한 청각과민 증상은 소리발생기를 양측 귀에 착용하는 것이 도움을 줄 수 있기에 지시적 상담 치료와 함께 바로 커다란 환기구를 가진 귓속형 소리 발생기를 처방하였고, 안정제와 스트레스 완화제와 같은 약물 치료를 병행하면서 이명재훈련치료를 시작하였습니다(그림 27-7).

환자는 백색 잡음이 들리는 소리발생기를 양측 귀에 꽂고 가장 낮은 볼륨부터 서서히 증가시키면서 하루 8시간 이상을 착용하도록 하였고, 적절한 약물치료, 지시적 상담치료를 병행하면서 정기적인 추적관찰을 하였습니다. 치료 후 6개월이 지나자 일상 생활에서 생활 소음

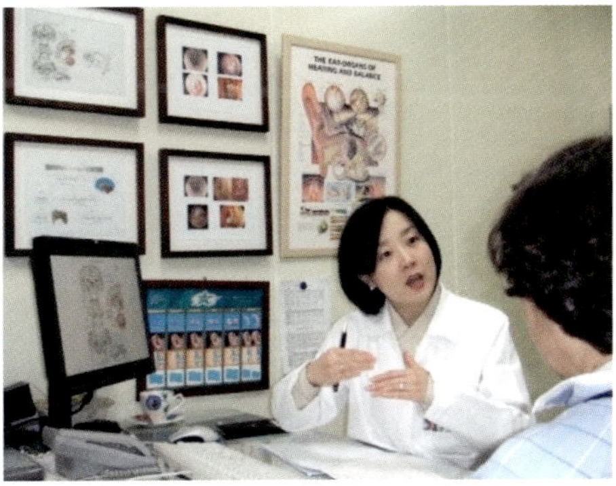
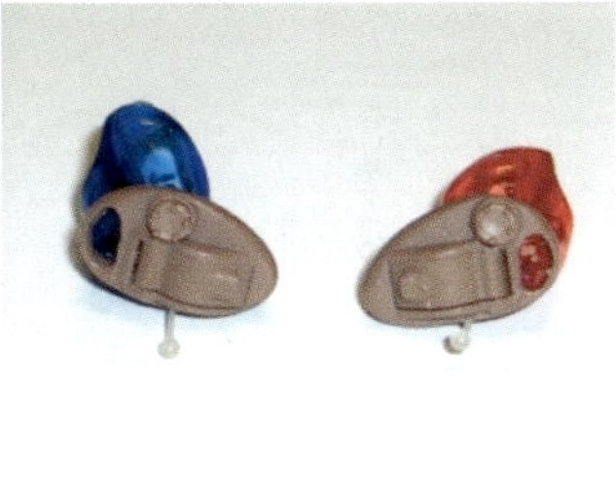

그림 27-7 이명재훈련치료.
이명의 발생 기전과 완치 방법을 설명하는 지시적 상담 치료(좌)와 환자에게 처방한 소리 발생기(우)

에 대한 스트레스가 사라졌으며, 9개월이 지날 무렵 이명이 더 이상 들리지 않게 되었고, 1년이 경과될 무렵 소리 발생기를 빼고도 치과에서 드릴 소음을 듣는 것이 어렵지 않고 일상에서의 모든 소리와 소음에 큰 불편감을 느끼지 않게 되어 이명과 청각과민증의 완치 판정을 받게 되었습니다. 가끔씩 짧게 이명이 들리거나 피곤하고 컨디션이 좋지 않을 때 느끼는 청각과민증에 대해서는 본인이 소지하고 있는 소리 발생기를 착용할 수 있도록 안내하였고 매우 만족해 하며 치료를 종료할 수 있었던 완치 사례입니다.

TINNITUS

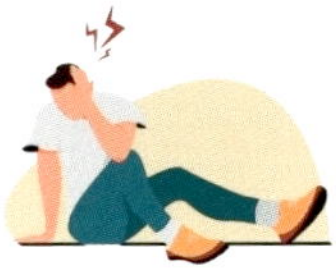

28

내게 가장 적합한 과학적인 이명의 치료법은 어떤 것인가요?

경희대 여승근

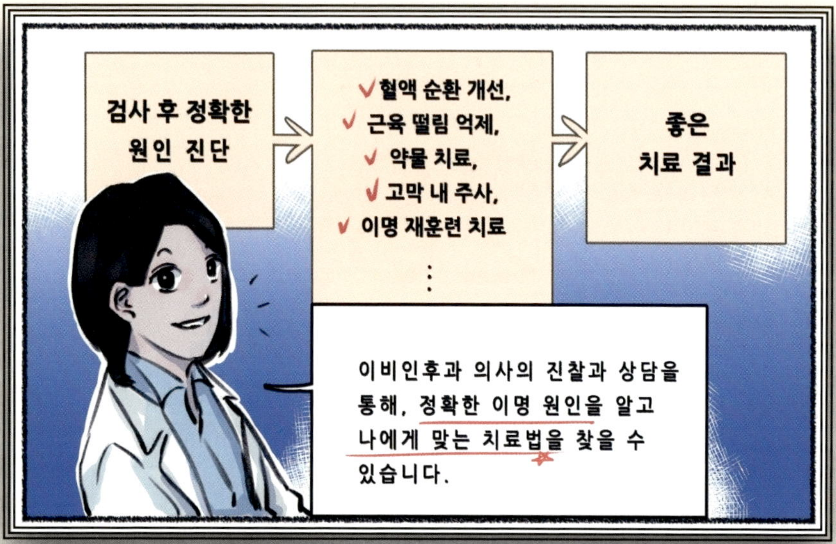

검사 후 정확한 원인 진단
혈액 순환 개선,
근육 떨림 억제,
약물 치료,
고막 내 주사,
이명 재훈련 치료
⋮
좋은 치료 결과
이비인후과 의사의 진찰과 상담을 통해, 정확한 이명 원인을 알고 나에게 맞는 치료법을 찾을 수 있습니다.

이명으로 인해 불편감을 느끼는 환자들이 병원을 찾는 궁극적인 이유는 이명의 원인을 찾고 자신에게 가장 알맞는 방법으로 이명을 치료받기 위함일 것입니다. 대부분 이명이 발생하면 손쉽게 접근할 수 있는 인터넷이나 홍보를 통해 이명의 치료법에 대해 찾아보게 되는데 인터넷에는 근거가 없는 자료들이 매우 많기 때문에 환자들은 매우 당황하고 혼란스러울 수 있고, 잘못된 치료법으로 이명이 악화되는 경우도 있습니다. 이명의 치료는 매우 다양하고 환자들의 증상과 발생기간에 따라 달라질 수 있으므로 반드시 이비인후과 의사의 진찰과 상담을 통한 치료과정을 거쳐야 합니다. 그렇다면 과연 내게 맞는 가장 적합한 과학적이고 근거가 있는 이명의 치료법에는 어떤 것이 있을까요?

이명을 치료하기 위해 내가 가장 먼저 알아야 할 것은 무엇인가요?

이명 치료의 기본은 우선 검사를 통해 귀에서 들리는 소리에 대해 정확한 진단이 이루어진 후 원인과 증상 시기를 충분히 고려하여 맞춤형으로 시행하는 것입니다. 먼저, 이명은 남한테 들리지 않는 소리인 주관적 이명과 신체에서 나는 소리인 객관적 이명으로 나눌 수 있습니다. 주관적 이명은 매미 우는 소리, 기계 돌아가는 소리 등으로 나타나는데 대부분 청력에 이상이 있는 환자에게 발생할 수 있으므로 이런 소리가 들릴 때에는 반드시 이비인후과 전문의의 진찰을 받고 청력에 대한 검사를 시행해 보아야 합니다. 반대로 객관적 이명은 '욱욱욱' 혹은 '심장뛰는 소리' 혹은 '딱딱딱', '부스럭', '딸가닥', '드르륵' 등으로 나타날 수 있는데 이 경우는 신체의 소리가 들리는 것으로 혈액의 움직임이나 근육이 움직이는 소리를 듣게 되는 경우입니다. 따라서 이러한

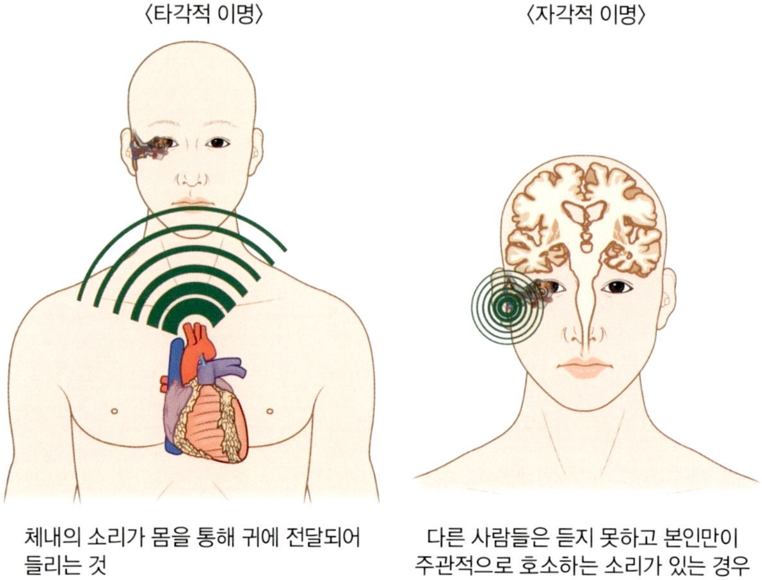

그림 28-1 이명의 개념(자료출처: 보건복지부, 대한의학회)

소리가 들리는 경우에는 반드시 청력검사뿐만 아니라 혈액, 혈관이나 혈압 혹은 영상학적 검사가 필요합니다(그림 28-1).

이명이 생긴 지 얼마 안되었는데 저절로 좋아지지 않을까요?

이명은 갑자기 발생하여 저절로 좋아질 수도 있고 원인에 따라 오랫동안 지속되는 경우도 있습니다. 이명이 지속될 경우에는 불편감으로 인해서 불면증이나 우울증까지 동반될 수 있기 때문에 반드시 병원을 방문하여 의사의 진료를 받아야 합니다. 보통 이명 발생이 3개월 이내인 경우, 만성화되는 것을 예방하기 위해 이명의 원인 인자를 빠르게 찾아 제거하고 약물을 통한 치료를 우선적으로 시행하는 것이 좋습니다. 만일, 이명이 3개월 이상 길어지게 된다면, 빠른 진단은 물론 증상을 완화시켜 환자의 불편감 및 심리적인 측면을 회복시키는 것이 중요합니다.

내 몸에서 나는 소리는 어떻게 치료하나요?

내 몸에서 나는 소리는 혈관이나 근육, 귀와 코를 연결해주는 이관으로 인해 발생할 수 있습니다. 만일 소리가 심장박동과 같이 들린다면 귀 주변의 큰 동맥이나 정맥이 원인일 수 있습니다. 혈관이 좁아지거나 혈압이 높은 경우 발생할 수 있으므로 좁은 혈관을 넓혀주거나 혈압을 낮춰주고 종양 등을 제거하여 치료할 수 있습니다. 귀 안의 작은 근육이 떨려서 발생하는 근육성 이명은 근육 떨림이 발생할 수 있는 상황을 피하거나, 근육의 떨림을 억제하는 약물치료, 또는 근육에 주사를 놓는 치료를 통해 치료하게 됩니다. 코와 귀를 연결해주는 이관이 닫히지 않고 열려 있는 경우에는 말하는 소리가 울려서 들릴 수 있는데 이런 경우 체중감소, 임신, 상기도 감염 등의 원인을 찾아서 원인에 대한 교정을 하거나 고막을 절개해서 고막의 떨림을 없애주고, 넓어져 있는 이관에 주사를 놓아서 이관을 좁아지게 하는 방법 등을 통해 치료할 수 있습니다.

청력이 떨어져서 생기는 이명은 어떻게 치료할 수 있나요?

남한테는 들리지 않는 본인만 들리는 주관적인 이명은 대부분 청력이 감소하여 발생하게 되며 청력을 떨어뜨리는 원인을 찾아서 치료할 수 있습니다. 외이도나 중이에서 염증이 생기는 경우 항생제, 소염제, 약물치료 뿐 아니라 수술적 치료를 통해 이명의 소실이나 완화를 기대할 수 있습니다. 청신경이나 내이에 문제가 생길 경우 청력이 감소할 수 있는데, 흔한 원인으로는 돌발성 난청, 소음청 난청, 메니에르 병 등이 있습니다. 돌발성 난청은 스테로이드를 복용하거나 고막에 주사를 맞아 치료할 수 있고, 메니에르 병의 경우 약물치료나 원인 질환을 찾아 치료하여 청력을 좋아지게 만들어 줌으로써 이명을 치료할 수 있습니다. 소음에 노출되거나 노화로 인해 발생하는 난청은 보청기를 착용하여 이명을 소실시키거나 완화시킬 수 있습니다.

원인이 없는 이명은 어떻게 치료하나요?

만일 검사를 했는데도 특별한 원인이 없는 경우에 이명이 저절로 소실될 수 있지만 그렇지 않은 경우에는 만성화되어 스트레스, 불안, 불면, 우울 등을 동반할 수 있어서 치료가 매우 다양해질 수 있습니다. 원인이 없는 경우에는 약물치료를 통해 뇌가 과도하게 소리에 반응하는 것을 억제하거나 이와 동시에 삶의 질에 영향을 주는 불안, 불면, 우울 등을 같이 치료해야 합니다. 만일 약물에 거부감이 있거나 약물치료와 동시에 환경음, 음악, 소리발생기, 보청기 등을 이용한 소리치료를 시도하게 됩니다. 가장 중요한 것은 약물이나 주사 등을 통해 이명을 완치하려는 생각보다는 이명에 대한 부정적인 감정을 떨쳐내는 것입니다. 상담과 소리치료를 통한 이명재훈련치료는 이비인후과 전문의와 충분한 면담과 묻고 답하기를 통해서 이명의 치료 기간을 단축시키고 좋은 치료결과를 기대할 수 있습니다. 만일, 이명으로 인해 심

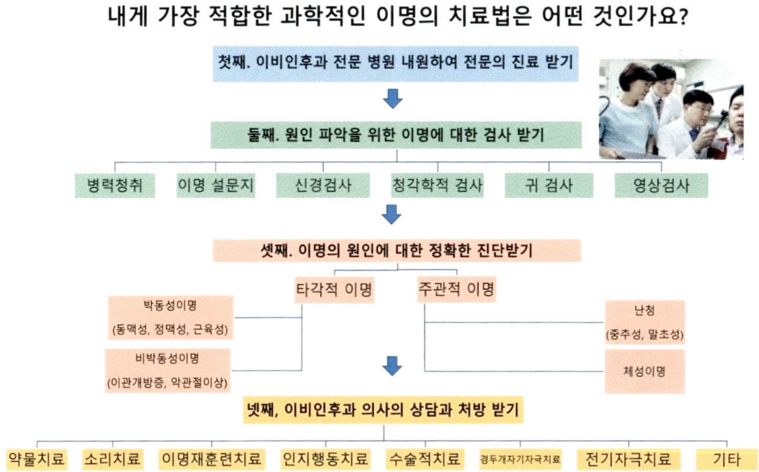

그림 28-2 이명의 발생부터 처방까지의 필요한 진료과정의 모식도

리적인 고통으로 심한 스트레스를 겪는다면 인지행동치료를 통해 이명에 대한 부정적인 감정을 고치고 행동을 교정하는 것이 필요할 수 있습니다(그림 28-2).

대표적인 환자의 예시

별다른 불편함 없이 정상적으로 생활하던 27세 여자환자는 약 3개월 전부터 우측 귀에서 '웅웅웅' 소리가 나면서 비행기를 탄 것과 같은 먹먹한 증상이 시작되었고, 이로 인해 일상생활에 불편함이 느껴져 이비인후과에 방문하였습니다. 내시경검사상 고막 안에서 빨간색 종물이 관찰되었습니다(그림 28-3).

청력은 순음청력검사 상 우측 17 데시벨, 좌측 15 데시벨로 정상 범위였으나 측두골컴퓨터단층촬영(CT) 상 우측 중이강에 종물이 보여

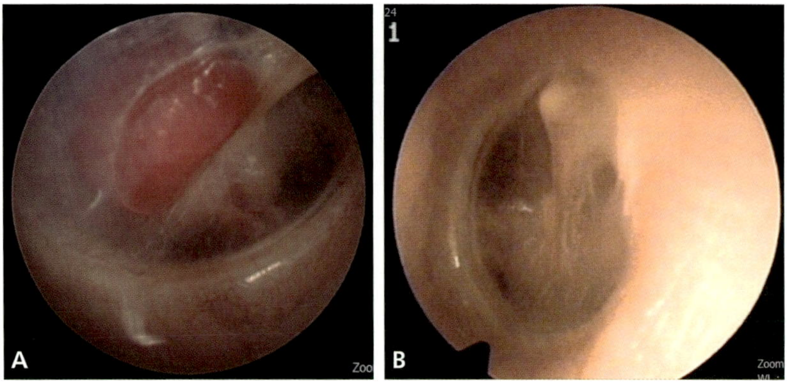

그림 28-3 내시경 고막사진.
(A) 우측 고막 안에 빨간색 종물이 관찰됨 (B) 좌측 정상고막

혈관조영술을 시행하였고, 우측 귀 내부로 우측의 상행인두동맥에서 기원하는 혈관성 종양이 나타났습니다(그림 28-4).

환자는 대학병원 이비인후과에서 종양을 제거하는 수술을 시행받았고, 수술 1개월 후 귀에서 들리는 '욱욱욱'의 박동성 이명은 '윙' 하는

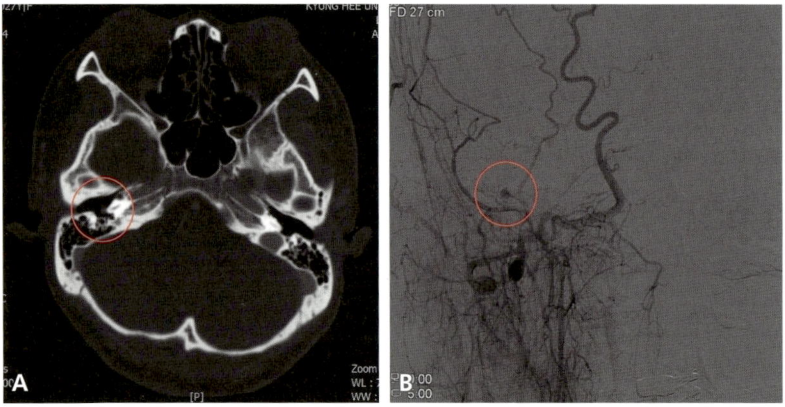

그림 28-4 영상 검사.
(A) 측두골컴퓨터단층촬영(CT) 검사에서 빨간 색 동그라미 안에 중이강의 종양이 보임.
(B) 혈관조영술 검사에서 빨간 색 동그라미 안에 관찰되는 종양

소리로 바뀌었으며, 수술 2개월째에는 귀에서 들리던 '윙' 하는 소리는 크게 줄었고, 청력은 우측 12 데시벨, 좌측 10 데시벨로 정상범위로, 현재는 이명 없이 잘 지내고 있습니다.

TINNITUS

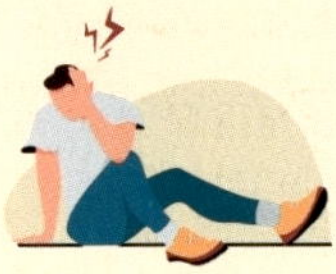

TINNITUS

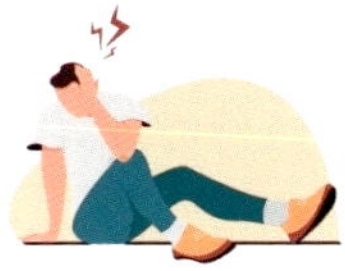

29

이명을 위해 간단히 일상에서 할 수 있는 것은 없나요?

아주대 장정훈

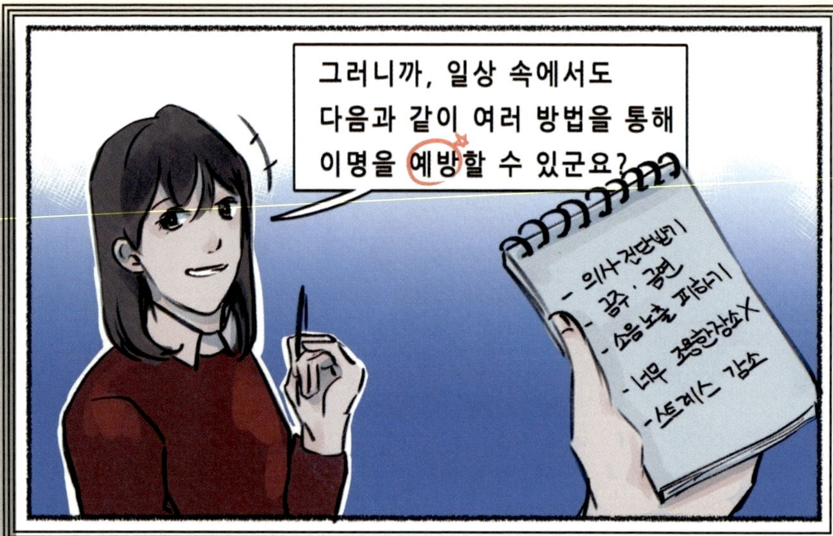
그러니까, 일상 속에서도
다음과 같이 여러 방법을 통해
이명을 예방할 수 있군요?
- 의사 진단받기
- 금주 · 금연
- 소음 노출 피하기
- 너무 조용한 장소 X
- 스트레스 감소

이명으로 병원을 찾는 환자들을 진료하다보면, 이명을 치료하기 위해서 유명하다는 이비인후과는 안 다녀본 곳이 없는 환자들이 오는 경우가 많습니다. 이러한 환자들이 잘못 알게된 정보는 '이명은 없어지지 않으니 평생 가지고 살아야 한다'는 내용입니다. 그러나, 이명은 완치될 수도 있고, 환자의 노력에 따라서 충분히 관리될 수 있는 증상이라고 할 수 있습니다. 본 장에서는 일상생활에서의 이명조절에 대한 내용에 대해 알아보겠습니다.

특별한 치료가 없이 일상 생활에서 이명을 개선하는 것이 가능한가요?

이명의 근본적인 치료는 쉽지 않지만, 이명의 발생 원리에 대한 이해를 통해 환자가 자신의 증상을 이해한다면, 이명이 주는 불편감과 괴로움으로부터 벗어날 수 있습니다.

가장 중요한 것은 이비인후과 전문의와의 진료를 통해 이명에 대한 전문적인 상담을 받는 것입니다. 상담을 통해 환자에게서 이명을 일으키는 원인이 있는지 확인하면서 특히 생명에 위험이 있거나 향후 심각한 후유증이 발생할 만한 원인이 있는지를 분석하는 것이 중요합니다. 치료할 수 있는 원인의 경우 적극적으로 해결하며, 치료가 어렵더라도 위험한 원인이 아닌 경우에는 이명 자체에 대한 적극적인 설명을 통해 이명에 신경을 쓸수록 스트레스를 받게 되고 더욱 증상이 심해지는 악순환에 대한 충분한 인지가 된다면, 일상 생활에서의 이명을 개선하는 노력이 좀 더 용이하게 이루어질 수 있습니다.

이명이 발생되거나 이명 증상이 심해지지 않도록 예방할 수 있는 생활 속 주의사항 같은 것이 있나요?

첫째, 지나치게 음식을 짜게 먹거나, 커피, 탄산음료를 자주 마시는 것을 피하는 것이 좋고 금연과 금주가 도움이 될 수 있습니다. 둘째, 적당한 규칙적인 운동과 휴식을 통해 근골격계 및 심혈관계의 건강을 향상시키고, 과로를 피하도록 합니다. 특히 과로나 스트레스 상황의 경우, 우리 뇌의 이명 방어기전이 원활하게 작동을 하지 못해 증상을 악화시킬 수 있습니다. 셋째, 당뇨, 고혈압과 같은 만성질환은 이명을 악화시킬 수 있는 원인이 되므로 적극적으로 관리 조절하는 것이 중요합니다. 넷째, 이명을 유발할 수 있는 약물을 복용하는 것도 주의해야 합니다. 이명을 일으킬 수 있는 진통제를 과량으로 복용하거나 아미노글리코사이드 계통 항생제, 이뇨제, 아스피린 등 이독성 약물을 복용할 경우에는 반드시 이비인후과 전문의와 상의하는 것이 중요합니다. 다섯째, 지하철 소음, 클럽 혹은 콘서트장의 소음과 같은 큰 소음의 노출을 피하는 것이 중요하고, 주변 소음환경에서 이어폰을 사용할 경우, 소음보다 더 큰 볼륨으로 음악을 듣게 되므로 자제하는 것이 필요합니다.

이명을 줄이기 위해서는 조용한 환경을 유지하는 것이 도움이 되나요?

중장비 소음, 항공기 소음, 폭발음, 사격 소음, 시끄러운 음악 등 과도한 소음에의 노출은 청력 저하와 함께 이명을 악화시킬 수 있으므로 피하는 것이 중요하고, 부득이한 경우 적절한 보호장구 착용을 통해 소음 노출을 최소화하는 것이 필요합니다.

그러나, 너무 조용한 환경은 오히려 이명을 크게 들리게 하여 불편감이 증가할 수 있으므로 피하도록 하고, 적극적인 일상 활동 및 사회 활동 참여를 통해 이명이 느껴지지 않거나 무시되도록 하는 것이 중요합니다. 실제로 많은 환자들이 어떤 일에 집중하거나 바쁠 때 이명으로 인한 불편감이 감소한다고 합니다.

이러한 생활에서의 습관 및 환경 개선을 위한 노력이 이명의 개선에 큰 역할을 하므로 환자는 긍정적인 사고와 자신감으로 실천하여 이명을 극복하는 데 도움이 되도록 하는 것이 중요합니다. 이명을 완전히 없애기 위해 이명에 몰두하고 집착하며, 비과학적인 치료를 받기보다는 이명으로 인해 받게 되는 일상생활에서의 불편과 지장을 최소화하기 위해 이명에 대해 덜 집중하고 결국 이명을 무시하도록 하는 것이 오히려 바람직하며, 더 적극적인 치료를 위해서는 이비인후과 전문의, 이명 전문가를 찾아 원인을 찾고 과학적인 치료를 받는 것이 중요할 것입니다.

TINNITUS

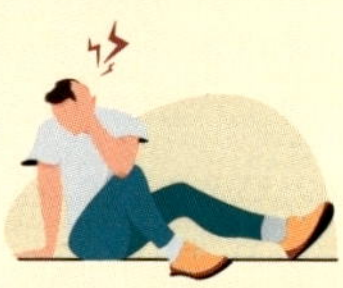

TINNITUS

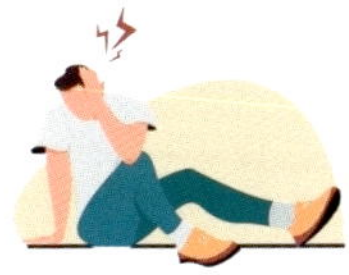

30

완치되는 이명이 실제로 있나요?

이명연구회 사례 모음

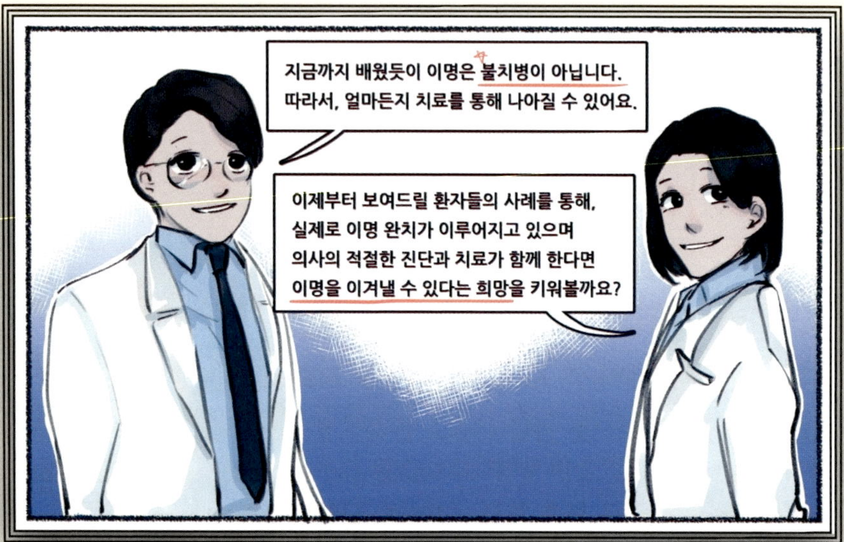
지금까지 배웠듯이 이명은 불치병이 아닙니다.
따라서, 얼마든지 치료를 통해 나아질 수 있어요.
이제부터 보여드릴 환자들의 사례를 통해,
실제로 이명 완치가 이루어지고 있으며
의사의 적절한 진단과 치료가 함께 한다면
이명을 이겨낼 수 있다는 희망을 키워볼까요?

완치 사례 1~4. 맞춤형 소리 치료와 함께 시행된 이명재훈련치료로 완치된 이명

가톨릭대 박시내

완치 사례 1. 골도이식형 보청기와 이명재훈련치료로 완치된 감각신경성 이명

65세 여자 환자가 8년 전 발생한 좌측 귀 돌발성 난청 이후 발생한 윙 소리의 이명을 호소하며 병원을 찾았습니다. 환자의 우측 귀는 정상 청력이었으나 좌측 귀는 70 데시벨 이상의 고도 난청과 함께 말을 구별하는 어음분별력을 상실한 상태로 이명이 심하였고, 특히 식당이나 조금 시끄러운 환경에서 좌측에서 말하는 사람들의 말소리를 듣지 못해 매우 큰 불편함을 느끼고 있었습니다(그림 30-1).

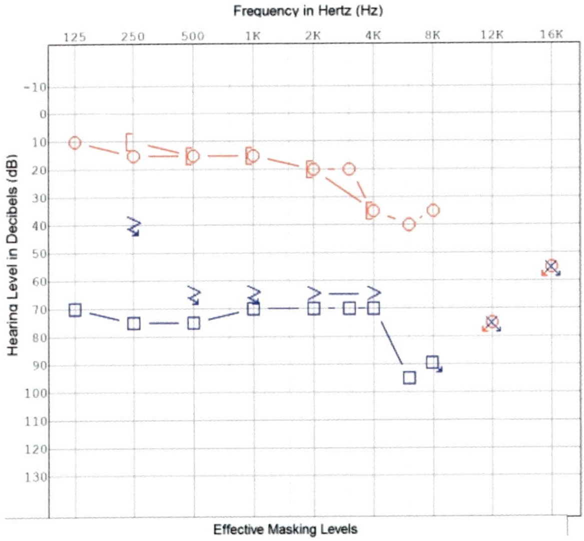

그림 30-1 좌측 귀 돌발성 난청에 동반한 이명 환자의 청력도

환자는 지속되는 이명과 좌측 귀의 난청 모두에 도움을 주기 위해 이명재훈련치료의 지시적 상담을 시행하였고, 이명에 대한 충분한 이해와 신체 반응이 호전되었음에도 불구하고 완전한 이명의 인식 차단이 이루어지지 않고 청력 회복을 간절히 원하여 좌측 귀 귓속형 보청기, CROS 보청기, 골도 이식형 보청기 등의 소리치료 옵션 중 골도 이식형 보청기 수술을 받게 되었습니다(그림 30-2). 수술은 1시간 미만 소요되었고, 수술 후 환자는 문제없이 하루 만에 퇴원하였으며, 기기 착용 5개월째 왼쪽에서 말하는 소리가 잘 들려 일상에서 스트레스가 완전히 사라지고 이명이 거의 없어졌다며 환하게 웃는 얼굴로 외래를 찾았습니다. 지시적 상담과 함께 골도이식형 보청기 착용을 시행한 이

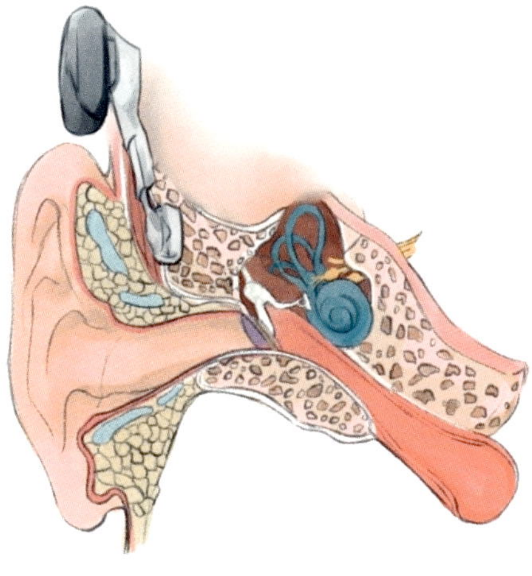

그림 30-2 골도이식형 보청기 수술 후 착용 모식도.
작은 외부 장치를 귀 뒤에 붙일 때 청력이 소실된 방향의 소리를 들을 수 있어 스트레스 완화 및 청력 향상 효과를 기대할 수 있고, 이명 치료에 도움을 줌. 1시간 미만의 간단한 수술로 이식할 수 있는 골도 이식형 보청기 수술 후 외부 기기를 착용하고 있는 모식도이며, 머리카락에 외부장치가 가려져서 미용적으로 우수하고 외이도에 보청기를 착용하지 않아 착용 불편감이나 거부감 없이 해당되는 환자의 이명 소실 및 청각재활에 도움을 줄 수 있음.

명재훈련치료로 환자는 수술 후 1년째 이명이 더 이상 전혀 들리지 않는다고 하여 완치 판정을 받게 되었고, 일상에서 말소리를 더 이상 놓치지 않게 되어 수술 후 3년이 지난 현재까지 너무나 만족하고 행복한 나날을 보내고 있습니다.

완치 사례 2. 중이 임플란트와 이명재훈련치료로 완치된 감각신경성 이명

60세 남자 환자가 서서히 진행하는 난청과 함께 발생한 양측 귀의 이명을 호소하며 내원하였습니다. 환자는 고음역의 삐 하는 소리로 지속되는 이명을 호소하고 있었으며, 일상 생활과 수면을 방해하여 괴로움을 호소하였습니다. 지시적 상담과 함께 소리치료를 위해 청력 상태가 다른 양측 귀에 귓속형 및 개방형 보청기를 각각 처방하였으나 좌측 귀는 보청기를 아주 잘 착용하고 이명도 감소된 반면, 우측 귀는 보

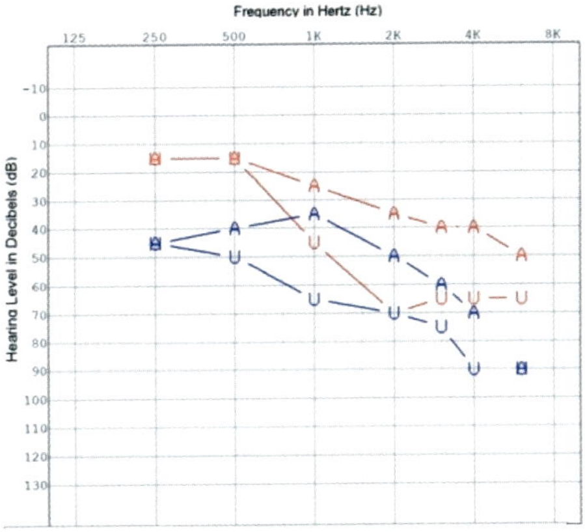

그림 30-3 수술 후 환자의 청력도.

좌측 귀(파란색)의 귓속형 보청기와 우측 귀(빨간색) 중이 임플란트 수술 이후 환자는 양측 귀 모두 현저한 청각의 회복을 보이고 있고(A; aided 보청기나 임플란트를 착용한 상태), 양측 귀 이명이 들리지 않게 되어 지속적인 기기 착용을 하였으며, 이명이 양측 귀 모두 완전히 소실되어 완치됨.

청기 착용으로 인한 폐쇄감과 피드백이 계속 문제가 되어 중이 임플란트 수술을 받게 되었습니다(그림 30-3).

환자는 수술 후 우측귀에 지속적으로 중이 임플란트를 무리없이 착용할 수 있었고, 충분한 소리를 들으며 말소리 구별력이 현저히 향상되었을 뿐만 아니라 수술 후 8개월이 지나면서 일상에서 난청으로 인한 스트레스가 감소되고 이명이 완전히 사라져 너무나 행복하다고 하였습니다. 수술 후 4년이 지난 현재까지 환자는 보청기와 중이임플란트를 동시에 활용한 소리치료와 병행한 이명재훈련치료 이후 이명이 완전히 소실되어 이명 완치 판정을 받은 상태로 현재까지 일상과 업무에 매우 만족하며 지내고 있습니다.

완치 사례 3. 인공와우 이식술과 이명재훈련치료로 완치된 감각신경성 이명

60세 여자 환자가 30년 이상 지속된 양측 귀 만성 중이염으로 양측 귀 모두 세 차례의 중이염 수술을 받았으나 재발되는 양상과 함께 청력의 저하로 10여년 전부터 보청기를 착용하였고, 양측 귀의 이명과 함께 우측 귀는 전혀 소리가 들리지 않고, 좌측 귀는 반복적인 귓물과 보청기를 착용하고도 이제는 더 이상 말소리가 잘 들리지 않게 되어 병원을 찾았습니다. 환자는 양측 귀에서 매미 소리로 표현되는 이명이 너무나 크게 들린다고 호소하여 정밀한 청력 검사를 시행하였습니다. 양측 귀 고도의 감각신경성 난청과 함께 이명이 동반된 이 환자에게 좌측 귀 중이염에 대한 근치술인 추체아전절제술과 함께 보청기로도 도움을 받을 수 없는 난청과 이명에 대한 치료 목적의 인공와우 이식술을 시행하게 되었습니다(그림 30-4).

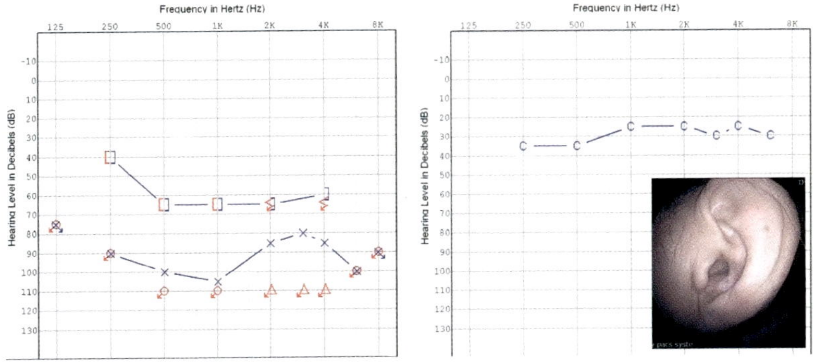

그림 30-4 환자의 수술전 청력도(좌)와 인공와우 이식술 이후 청력도(우) 및 수술 후 정상으로 보이는 귀 모양. 수술전 양측 귀가 고도의 난청과 함께 심각한 이명이 지속되었으나 인공와우 이식술 이후 거의 정상으로 듣게 되면서 이명이 소실되었고, 동시에 시행되었던 추체아전절제술 이후 더 이상 염증에 대한 불안 없이 편안한 일상 생활을 하게 됨.

수술 이후 1개월 만에 인공와우 이식기의 외부 장치를 달게 되었고, 환자는 이후 세 차례의 언어치료와 매핑을 통해 우측 귀가 거의 정상에 가까운 청력을 얻을 수 있게 되었으며, 인공와우를 착용하고 있는 동안 이명이 거의 소실되었습니다. 지속적인 인공와우 이식기를 착용하면서 이명에 대한 지시적 상담 치료를 병행하였고, 수술과 이명재훈련치료(지시적 상담 및 인공와우 착용)를 받은 지 15개월이 지나자 환자의 이명은 완치되어 더 이상 들리지 않는다고 하였습니다. 환자는 중이염과 난청, 이명 증상으로부터 해방되어 너무나 행복하다고 하였으며, 고도 난청의 극복과 함께 이명이 소실되는 데 도움을 준 인공와우 이식술과 중이염 근치술을 받게 되어 너무 고마워하며, 사람들과 자연스럽게 대화하고 이명이 없어져 일상 생활이 어렵지 않게 되었을 뿐 아니라 직업까지 새로 얻고 왕성하게 활동하며 제2의 인생을 살게 되었다고 하였습니다.

완치 사례 4. 보청기 착용과 이명재훈련치료로 완치된 이명

74세 여자 환자가 서서히 진행하는 양측 귀의 난청과 함께 발생한 양측 귀의 '쉬'로 들리는 매미 소리의 이명을 호소하며 내원하였습니다. 환자는 10년 이상 느껴왔던 이명이 최근 스트레스를 받으면서 너무 심각해져 수면 장애까지 호소하고 있었고, 최근 자꾸 말을 놓쳐서 가족 간의 대화에 자주 빠지고 되묻는 일이 많아졌다고 했습니다. 또한 TV 볼륨을 자꾸 올려 가족들에게 눈치가 보인다는 말을 하였고, 이로 인해 스트레스가 많아졌다고 호소하였습니다. 환자의 난청과 이명의 원인을 확인하기 위한 청력 검사에서 양측 귀의 감각신경성 난청과 함께 동반된 고음역에의 이명이 관찰되었습니다. 환자는 양측 귀 모두 단어를 정확히 알아듣지 못해 어음명료도가 70%에 그쳤고 이 같은 달팽이관의 유모 세포 손상과 신경 손상이 일상 생활에서 자주 말은 놓치고 되묻게 되는 현상의 원인임을 확인할 수 있었습니다. 환자의 연령과 기타 병력이 없음을 감안할 때 노화성 난청에 동반된 전형적인 감각신경성 난청으로 진단할 수 있었고, 환자에게 지시적 상담과 함께 이명의 치료, 청각 재활을 위해 보청기가 소리치료로 적합함을 설명하고 양측 귀에 귓속형 보청기를 처방하였습니다. 보청기 울림현상과 폐쇄감에 대한 적응을 충분히 할 수 있도록 적절한 양과 속도로 정확한 청력 검사로 보청기의 적합성을 검증해가면 보청기 피팅을 하였고, 이명에 대한 단기 약물 치료를 병행하였으며, 환자의 이명은 보청기 착용후 현저히 감소하였을 뿐만 아니라 1년 6개월 만에 완전 소실되는 완치를 보였습니다(그림 30-5).

환자는 고통받던 이명이 보청기를 착용하고 있을 때뿐만 아니라 보청기를 빼고 있어도 더 이상 들리지 않아 매우 행복하다고 하였으

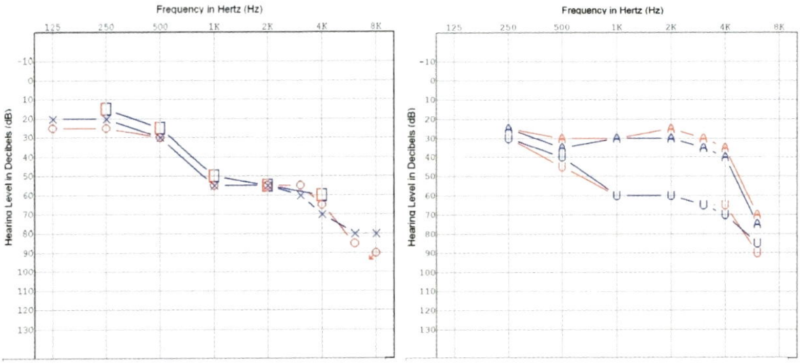

그림 30-5 양측 귀의 대칭적인 감각신경성 난청 청력도(좌)와 보청기 착용 후 거의 전체 주파수에서 정상 청력 소견을 보이는 청력도(우). 1 kHz 이상에서 50 dB 이상으로 떨어진 감각신경성의 하강형 청력도(좌)가 양측 귀의 귓속형 보청기 착용후 적절한 피팅이 이루어지자 거의 모든 주파수에서 정상 청력 범위인 25 dB에 가깝게 상승된 양상(우, A 표기된 청력도, 파랑 좌측귀, 빨강 우측 귀)을 보임. 지시적 상담과 함께 적절한 보청기 착용 후 1년여 만에 환자의 이명이 완전히 소실되어 완치됨.

며, 하루 종일 보청기를 잘 착용하면서 가족, 친구들과의 대화에 활발히 참여할 수 있어 너무 만족한다고 했습니다. 환자에게 시행된 적절한 지시적 상담, 적절한 보청기의 처방과 피팅, 적절한 단기 약물 치료와 지지 치료 등이 10년 이상 지속되었던 심각하고 힘든 환자의 이명을 완치한 중요한 치료법이 되었지요. 이 같은 과학적이고 적절한 치료를 통해 이명의 완치뿐만 아니라 환자의 사회적 고립감을 해소하고 자신감을 증가시켜 행복한 생활을 영위할 수 있도록 도와드렸는데요, 환자는 이제 치매 걱정도 안 된다고 환하게 웃으며 너무 고마워 하였습니다. 지금은 난청에 대한 정기적인 청력 검사와 보청기 점검을 위해 1년에 한 번씩 병원에 오고 있습니다.

완치 사례 5. 수술적 치료로 완치된 혈관성 이명

가톨릭대 **한재상, 박시내**

32세 남자 환자가 우측 귀에 심장박동과 동일한 박자로 '욱욱욱' 소리가 들리는 증상으로 병원을 찾았습니다. 자는 시간을 제외한 대부분의 시간에 귀울음이 계속 들려 생활에 큰 불편함을 느끼고 있었습니다. 환자의 귀와 청력에서 이상 소견이 발견되지 않아 귀 근처 혈관 이상을 확인하기 위해 CT를 촬영하였으며, CT에서 우측 구불정맥동으로 불리는 큰 혈관이 좌측에 비해 앞쪽 및 바깥쪽으로 밀려나와 있고 혈관을 둘러싸고 있는 뼈가 결손되어 혈관이 노출되어 있는 소견이 관찰 되었습니다(그림 30-6). 따라서 이 환자의 경우 구불정맥동의 맥박 소리가 귀로 전달되어 발생한 박동성 이명으로 진단하였고, 일차적으로 혈압을 낮추기 위한 약물 치료를 시행하였으나 이명이 지속되어 수술로 혈관을 덮는 뼈 결손 부위를 덮어주기로 결정하였습니다.

수술은 1시간 정도 소요되었는데, 전신마취 후 뼈가 결손되어 있

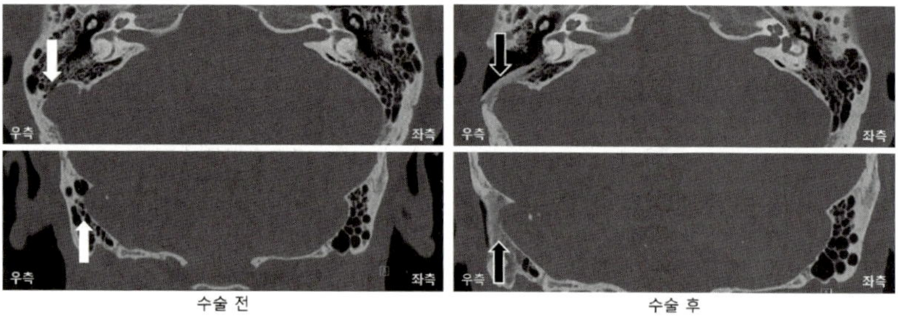

그림 30-6 수술 전후 환자의 CT 소견.
수술 전 우측 구불정맥동이 좌측에 비해 앞쪽, 바깥쪽으로 위치해 있고 혈관을 덮고 있는 뼈의 일부가 결손되어 있는 것을 확인할 수 있음(흰색 화살표). 수술 후 결손부위가 인공뼈로 덮여 있으며(검은색 화살표) 환자의 박동성 이명은 수술 후 완전히 소실되었음.

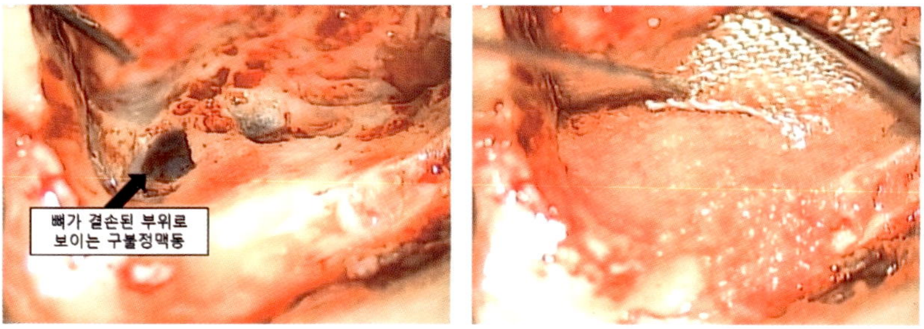

그림 30-7 해당 환자의 수술 소견.
이명의 원인이 되는 구불정맥동 뼈 결손 부위(좌, 검은 화살표)를 인공뼈 등을 이용하여 덮어 주었음(우). 수술후 환자의 이명이 완치됨.

는 부분을 찾고 그 부위를 막아 소리가 귀로 전달되지 않게 하는 방법으로 진행되었습니다. 실제로 구불정맥동을 덮고 있는 뼈의 5 × 7 mm 정도가 결손되어 파란색의 혈관이 박동하고 있는 것을 볼 수 있었고, 그 부위를 인공 뼈 등으로 덮는 비교적 간단한 방법으로 시행되었고 수술 후 바로 환자의 이명은 완전히 없어졌습니다(그림 30-7). 수술 다음 날 환자는 퇴원하였고, 1년 이상의 추적 관찰 기간 중 특별한 합병증은 없었으며, 수술 후 이명이 완전히 소실되었기 때문에 환자는 수술 결과에 매우 만족하였습니다. 이 사례는 수술을 통해 완치 가능한 대표적인 혈관성 이명의 사례에 해당됩니다.

완치 사례 6~7. 박동성 이명의 완치 사례 2례

서울대 송재진

완치 사례 6.

42세 여자 환자가 6년 전부터 시작된 우측 귀의 박동성 이명으로 외래를 방문하였습니다. 박동성 이명은 24시간 심장 박동과 일치하는 소리가 들리는 양상으로, 주관적 이명의 크기는 10점 만점에 10점, 이명으로 인한 불편감 역시 10점 만점에 10점으로 극심한 불편감을 호소했습니다. 내시경 검진 및 청진 상으로 이상 소견은 없었으나, 청력검사에서 우측의 저주파 청력이 감소된 소견을 보였고, 이는 박동성 이명에서 흔히 보이는 저주파의 위난청(실제로는 난청이 없으나 박동성 이명음에 방해를 받아 저주파 청력이 떨어지는 것처럼 보이는 소견)인 것으로 판단되었습니다. 측두골 단층 촬영 상 우측의 S상정맥동(귀 주변에 있는 뇌에서 심장으로 혈액이 되돌아가는 가장 큰 정맥)을 둘러싸고 있는 뼈의 일부가 소실되어 이 부위에 혈관 벽이 얇아져 밖으로 튀어나오는 질환인 S상정맥동 게

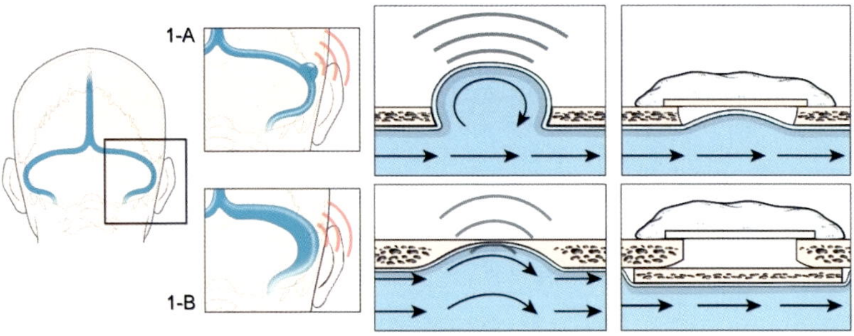

그림 30-8 해당 환자의 수술 소견.
이명의 원인이 되는 구불정맥동 뼈 결손 부위(좌, 검은 화살표)를 인공뼈 등을 이용하여 덮어 주었음(우). 수술후 환자의 이명이 완치됨.

실이 확인되었습니다.

이에 S상 정맥동 게실을 안쪽으로 조심스럽게 눌러주고, 여기에 뼈 역할을 하는 물질인 골시멘트를 보강해 주어 정맥동을 둘러싸고 있는 뼈를 전체적으로 보강하는 수술을 시행하였고(그림 30-8(1-A)), 수술 직후부터 증상은 소실되었으며, 청력검사에서 보이던 저주파의 위난청 역시 수술 직후 완전 소실되었습니다. 현재 수술 후 5년이 경과한 상태로, 환자는 증상의 재발 없이 잘 지내고 있습니다.

완치 사례 7.

55세 여자 환자가 2년 전부터 시작된 우측 귀의 박동성 이명으로 외래를 방문하였습니다. 박동성 이명은 24시간 심장 박동과 일치하는 소리가 들리는 양상으로, 주관적 이명의 크기는 10점 만점에 5점, 이명으로 인한 불편감 역시 10점 만점에 5점이었습니다. 내시경 검진 및 청진 상으로 이상 소견은 없었고, 청력 검사에서도 정상 소견이었으나, 측두골 단층 촬영 상 우측의 S상정맥동이 좌측에 비해 비정상적으로 확장되어 있고, 우측 S상정맥동을 둘러싸고 있는 뼈 일부가 확장된 혈관에 의해 일부 결손된 소견을 보이고 있었습니다.

이에 비정상적으로 확장되어 있는 S상 정맥동을 주변에서 채취한 뼈 조각으로 누르고, 여기에 뼈 역할을 하는 물질인 골시멘트를 보강해 주어 정맥동을 둘러싸고 있는 뼈를 전체적으로 보강하는 수술을 시행하였고(그림 30-8(1-B)), 수술 직후부터 이명은 완전 소실되었습니다. 수술 후 2년간 경과 관찰 시 이명의 재발은 없었으며, 술 후 6년째에 전화 인터뷰 상으로도 전혀 박동성 이명의 재발이 없는 채로 지내고 있습니다.

완치 사례 8~9. 고실내 스테로이드 주사로 완치된 급성 이명

을지대 심현준

완치 사례 8. 소음성 난청에 동반된 이명의 완치 사례

13세 된 남자 환자가 5일전 교회 수련회에서 큰 마이크 소리를 들은 후 발생한 이명으로 병원을 찾았습니다. 환자의 이명은 쉬 하는 바람소리, 혹은 매미 소리가 우측 귀에서 지속적으로 들린다고 하였으며,

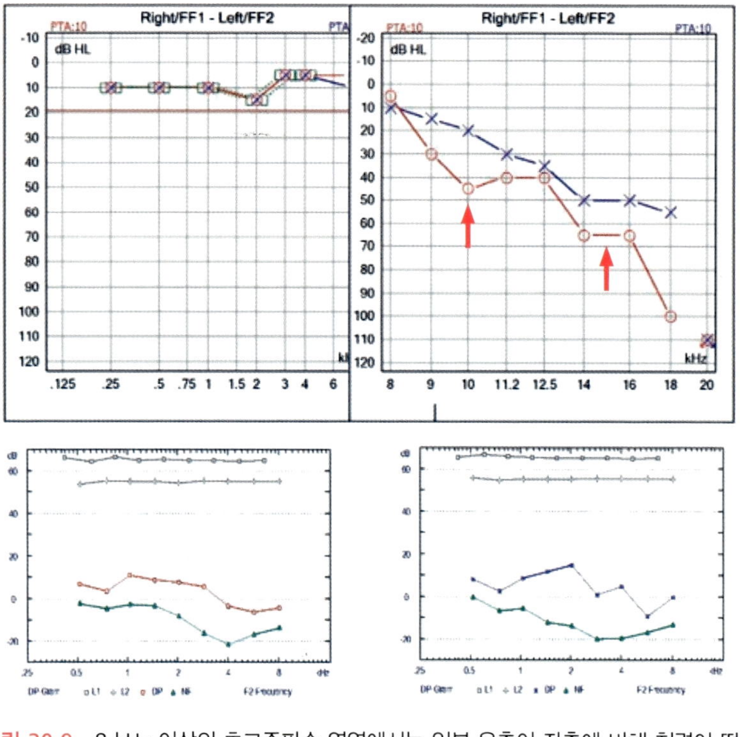

그림 30-9 8 kHz 이상의 초고주파수 영역에서는 일부 우측이 좌측에 비해 청력이 떨어져 있는 순음청력도(상)와 정상 소견인 이음향방사 검사(하)

이명을 인지하는 시간은 하루 80% 이상으로 상당한 불편함을 호소하고 있었습니다. 환자의 청력 검사 결과 대화음을 듣는 회화음역대는 모두 정상이었으며, 8 kHz 이상의 고음역대에서 청력이 저하된 소견이 관찰되었습니다(그림 30-9). 소음에의 노출 병력을 참고하여 심한 증상을 호소하는 우측 귀에 네 차례의 고실내 스테로이드 주입술을 약물치료와 함께 시행하였고, 환자의 이명은 2주 후 완전 소실되었습니다. 소음에 의한 유모세포 손상이 약물에 의해 치료되면서 이명이 완치된 사례라 할 수 있겠습니다.

완치 사례 9. 돌발성 난청에 동반된 이명 완치 사례

73세 여자 환자가 내원 2주 전 특별한 이유 없이 발생한 냉장고 소리 같은 양상의 우측 이명이 발생하여 병원을 찾았습니다. 환자가 주관적으로 느끼는 이명의 크기는 2점 정도이고 이명은 하루에 40% 정도 느낀다고 하였습니다. 환자는 순음청력검사를 받았고 우측 저주파수 부위에 좌측에 비해 경미한 난청을 동반하고 있음이 확인되었습니다(그림 30-10). 환자는 달팽이관 내부 림프액의 압력이 올라가면서 이명이 발생한 것으로 추정되었고 저염식과 함께 고실내 스테로이드 주사를 매일 연속으로 4회 시행받고 이명이 완치되었으며 치료 후 우측 청력은 좌측과 같아졌습니다. 급성저주파수 난청과 동반되는 이명은 순음청력검사 전에는 청력감소에 대한 부분은 잘 인지하지 못하는 경우가 흔하므로 모든 이명에서는 순음청력검사는 필수적으로 시행되어야 하며 급성저주파수 난청과 동반되는 이명은 치료가 잘 되는 편이지만 재발의 가능성도 높은 편입니다.

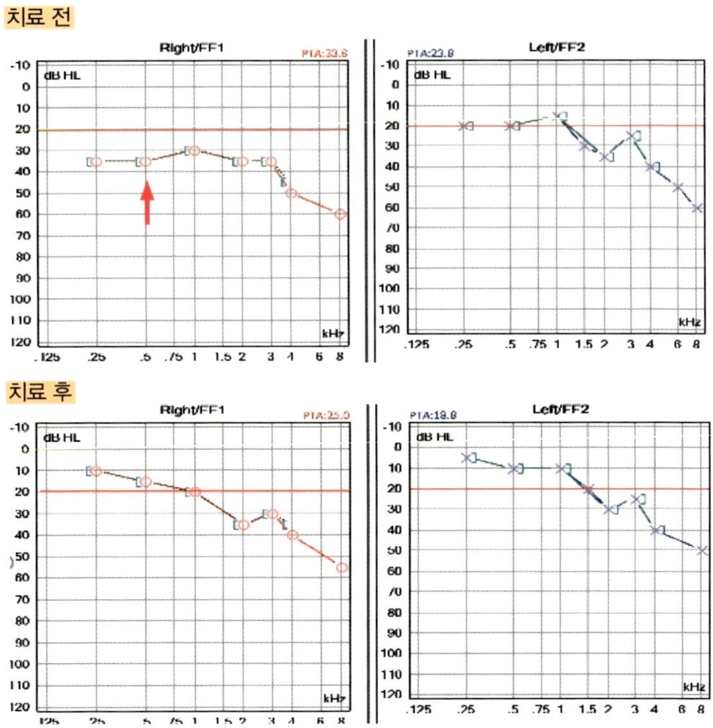

그림 30-10 치료 전후의 순음청력검사

완치 사례 10. 타자기 이명 완치 사례

한림대 이효정

52세 여자 환자가 5년 전부터 반복되는 어지럼과 오른쪽 귀의 이명을 호소하며 주소로 내원하였습니다. 이명은 오른쪽 귀에서 간헐적으로 나타났으며 작은 종을 세게 흔드는 딸랑딸랑하는 소리라고 하였습니다. 빈도가 서서히 잦아져 최근에는 거의 매일 5~10분 간격으로 30초 정도의 이명이 발생하면서 회전성의 어지럼이 동반되었습니다. 양쪽 귀와 고막은 정상이었고 순음청력검사에서 4분법상 우측 14 dB, 좌측 6 dB, 어음명료도는 양측 모두 100%로 정상 청력을 보였습니다. 청성뇌간반응(Auditory Brainstem Response)에서 우측귀의 파간잠복기가 좌측에 비해 I-III파의 경우 0.17 ms 연장되고 III-V파의 경우 0.17ms 단축되었으며 II파의 진폭이 0.01 uV로 좌측 0.05 uV에 비해 20%로 감소한 소견을 보였습니다(그림 30-11). 내이도 자기공명영상(MRI)에서 우측 전하소뇌동맥(anterior inferior cerebellar artery) 고리가 내이도 입구에서 8번 전정청각신경과 교차하며 접촉하는 양상이 관찰되었습니다(그림 30-12). 질환의 치료 및 확진을 위하여 항경련제인 oxcarbamazepine 300

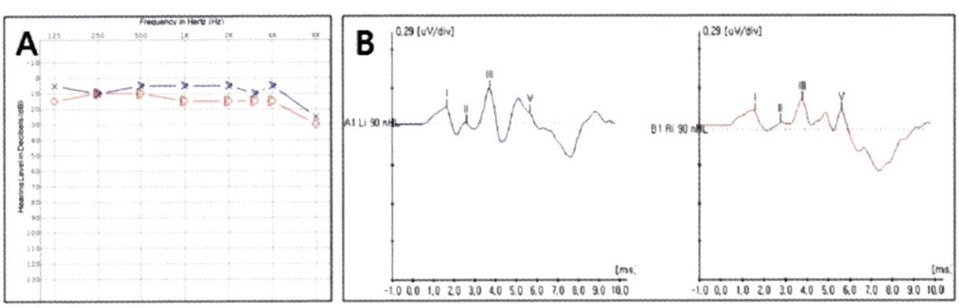

그림 30-11 우측 귀의 경미한 청력저하(A)와 청성뇌간반응검사에서 좌측 귀에 비해 연장된 파간잠복기와 II파의 진폭이 감소된 우측 귀 소견(B).

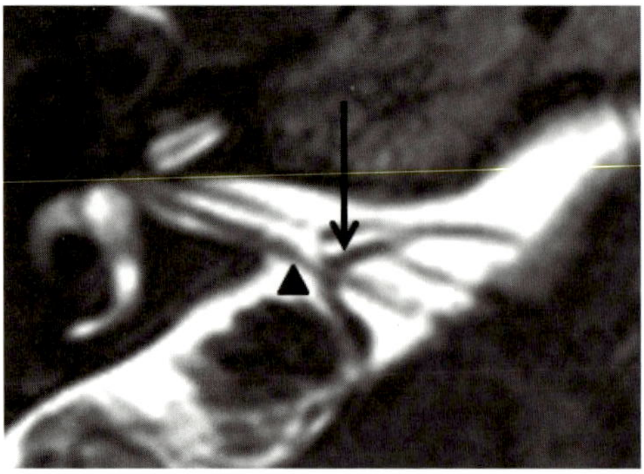

그림 30-12 귀 MRI 영상.
뇌혈관고리(화살표)가 제8뇌신경인 전정청각신경(세모 표시)과 교차하는 것을 보여줌.

mg/일의 저용량으로 처방하였으며 약물투여 다음 날부터 이명과 어지럼이 급격히 호전되어 이명은 '부스럭 부스럭' 하는 소리가 하루 1~2회 정도 들리면서 가벼운 비회전성 어지럼이 동반되는 정도로 호전되었습니다. 약물투여 1주 후 시행한 혈액검사에서 혈색소 및 백혈구 수치와 혈장 나트륨 농도 등이 정상으로 유지되어 약물부작용이 없었고 증상은 더 호전되어 어지럼은 소실되었고 이명은 매우 피곤할 때만 약하게 잠시 들리는 정도였습니다. 동일한 용량의 약물을 1년 유지한 후 서서히 감량하여 중단하였고 어지럼과 이명이 없는 상태로 유지하고 있습니다.

완치 사례 11. 약물 치료로 완화된 만성 이명

서울대 서명환, 추옥성

69세 여자 환자가 1년 이상 지속된 좌측 이명으로 병원을 찾았습니다. 환자의 이명은 '쌔' 소리였고, 지속적으로 들린다고 하였으며, 청각 과민을 동반하고 있었습니다. 환자는 이명으로 인해 불안감을 느끼고 있었고, 이명 발생 당시 고실내 스테로이드 주입술을 4회 받은 병력이 있었습니다. 환자의 이명 시각척도에서 이명의 지속시간을 8점, 주관적 크기 9점, 불편감 6점, 생활에 미치는 영향이 3점으로 상당히 불편한 이명을 호소하고 있었습니다. 이명장애척도도 54점으로 중등도 이상의 이명으로 확인되었으며, 이 환자의 청력 검사에서 양측 귀에 고음역대의 난청만 관찰되었습니다(그림 30-13)

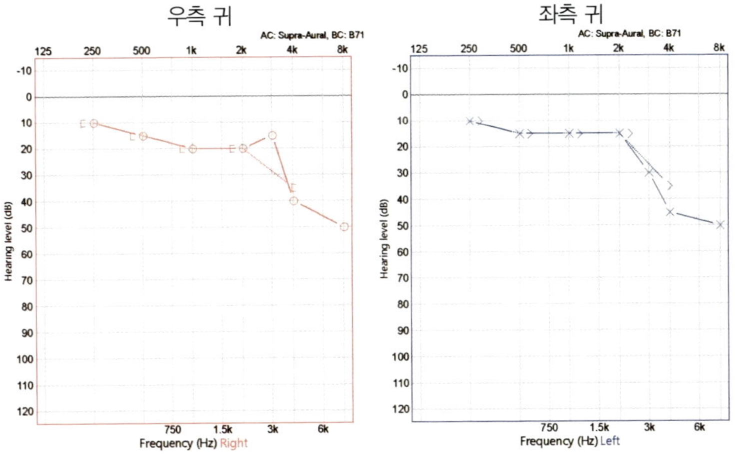

그림 30-13 양측 귀 고음역대 감각신경성 난청이 관찰된 환자의 순음 청력도

환자의 이명에 대해 은행잎 추출제와 항불안제 투여를 시작하여 추적 관찰을 하면서 4개월간 지속적으로 투여하였고, 환자의 이명은 경도로 감소되었습니다(이명의 지속시간 8점, 주관적 크기 9점, 불편감 6점, 생활에 미치는 영향이 3점, 이명장애척도 40점). 이후 항불안제 용량을 감량하며 추적 관찰을 하였고, 환자의 이명 증상은 지속적으로 감소되어 약물 복용 7개월 후 다음과 같이 이명 증상이 초기에 비해 현저한 감소를 보였습니다.

이명 지속 시간: 3점
이명의 주관적 크기 강도: 3점
불편감 정도: 3점
생활에 미치는 영향 정도: 1점
이명 장애척도 18점

이후 환자는 더 이상 이명을 전혀 불편해 하지 않게 되었고, 많은 시간 이명을 잊고 지낼 수 있을 정도가 되어 일상 생활에서 매우 만족하며 치료를 종결하게 되었습니다.

완치 사례 12. 전기 치료 후 완치된 만성 이명

이화여대 이호윤

41세 남자 환자로, 내원 6개월 전 갑자기 발생한 좌측의 비박동성 이명을 주소로 ○○대학병원 이명 클리닉을 방문하였습니다. 이명과 함께 물 떨어지는 소리나 세면대 소리를 들으면 불편해서 견딜 수 없다고 하였으며, 과거력상 내원 수년 전 당뇨로 진단되어 약물 복용 중이었으며, 이외에 주요 우울 장애로 진단되어 수년간 개인 정신과 의원에서 약물 치료를 시행한 병력이 있었으며, 내원 당시에는 약물은 임의중단한 상태였습니다.

다음은 환자가 호소하는 이명의 특성입니다.

Characters of tinnitus	
이명과 비슷한 소리	쇠를 깎는 것 같은 소리 (치- 하는 소리)
이명의 크기(1~10점)	7
수면 시간을 제외한 이명을 인지하는 시간의 비율	100%
이명이 주는 불편감(1~10점)	10
이명이 삶에 미치는 영향(1~10점)	8
이명불편감설문지/Beck 우울감설문지	56 / 19

계통별 문진상 주관적 난청이나 이충만감 및 어지럼증은 없었고, 이명 발생과 함께 시작된 좌측 목 통증이 좌측 손 주변까지 방사되는 통증을 호소하였습니다.

환자는 청력 검사에서 양측 모두 정상을 보였으나 달팽이관 외유모세포 반응을 관찰하는 이음향반응 검사에서 양측 모두 기능이 저하된 소견을 보였습니다.

이명도 검사상 좌측 6 kHz에서 5 dBSL 크기의 순음 형태의 이명을 호소하였으며, 잔존 억제는 20초로 불완전 억제 소견을 보였습니다. 청성 뇌간 반응 검사상에서는 양측 30 dBnHL에서 V파가 형성되었고, 양측 I-V파의 잠복기 차이는 0.08 msec으로 정상 소견을 보였습니다.

이에, 청각 저하와 관련된 청각 과민을 동반한 이명, 또는 청각계 문제와 함께 심인성 문제를 동반한 복합 이명, 또는 체성 이명 모두 다 가능성이 있을 것으로 생각하고, 지시적 상담과 함께, 양측 전전두엽(양극: F4, 음극 F3)에 20분간 경두개 직류 자극을 2주간 4회 시행하였습니다.

치료 이후 이명의 크기는 7점에서 4점으로, 이명의 괴로움은 10점에서 3점으로 감소했으며, 삶에 미치는 영향도 8점에서 2점으로 감소했고, 이명 불편감 설문지 상에서도 56점에서 38점으로 호전되었습니다.

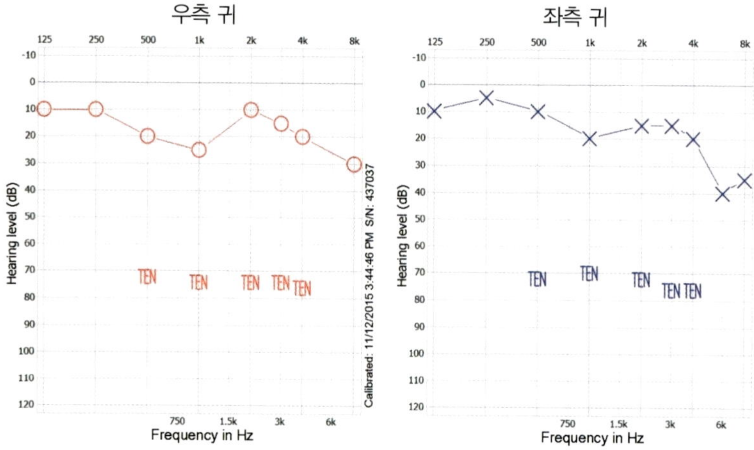

그림 30-14 양측 모두 6 kHz 이상에서 난청으로 보이는 순음청력도

하지만, 환자는 지속적인 이명 불편감을 호소하여, 양측 C2 부위에 경피적 전기 자극을 2주간 4회 시행하였습니다. 치료 이후 이명 불편감은 다시 26점으로 감소했으나, 이명의 크기는 5점으로 비슷하거나 오히려 커진 양상을 보였습니다.

이러한 이명과 함께 환자는 지속적인 목통증을 호소하여, 마취 통증 의학과 협진을 시행했으며, 경추 상완 증후군 진단하에, 신경절 차단술을 시행했고, 이후 이명은 즉시 소실되었고, 두 달간 경과 관찰 시에도 이명은 완전히 사라졌습니다.

본 사례는 6개월 이상 지속되는 일측성 이명에서 경두개 직류 자극술과 경피적 전기 자극을 이용한 신경 조절 치료 및 신경 차단술을 통해 이명을 완치한 사례입니다. 이명에 있어서 정확한 병력 청취가 중요하며, 하나의 치료보다는 이명을 초래할 만한 원인들에 대한 복합적인 치료가 이명의 근본적 해결을 위해선 필요함을 시사합니다.

TINNITUS

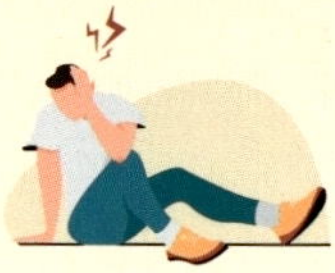

문답으로 이해하는 이명

이명완치 희망을 쏘는 이비인후과 의사들

첫째판 1쇄 인쇄 | 2020년 11월 27일
2쇄 인쇄 | 2021년 1월 15일

지은이 대한이과학회 이명연구회
발행인 박시내(대한이과학회 이명연구회 회장) | 채성원(대한이과학회 회장)
편집인 안용휘(대한이과학회 이명연구회 홍보위원장)
챕터만화 양효정
발행처 세종의학
(우) 07711 서울시 강서구 화곡로 111, 6층(화곡3동, 스카이빌딩)
전 화 (02) 2604-5323 | 팩스 (02) 2603-5323
이메일 pjy5322@naver.com
홈페이지 www.sjmedi.com

* 파본은 교환하여 드립니다.
* 검인은 저자와의 합의하에 생략합니다.

ISBN : 979-11-89316-09-9 [03510]

정가 20,000원

이 도서의 국립중앙도서관 출판예정도서목록(CIP)은 서지정보유통지원시스템 홈페이지(http://seoji.nl.go.kr)와 국가자료종합목록 구축시스템(http://kolis-net.nl.go.kr)에서 이용하실 수 있습니다. (CIP제어번호 : CIP2020048773)